高等学校食品营养与健康专业教材　中国轻工业"十四五"规划教材

特殊人群
营养与膳食

U0396996

郭红莲　主编

中国轻工业出版社

图书在版编目（CIP）数据

特殊人群营养与膳食／郭红莲主编. — 北京：中
国轻工业出版社，2025.1
高等学校食品营养与健康专业教材
ISBN 978-7-5184-4489-2

Ⅰ．①特…　Ⅱ．①郭…　Ⅲ．①营养学—高等学校—教
材　Ⅳ．①R151

中国国家版本馆 CIP 数据核字（2023）第 135062 号

责任编辑：钟　雨

文字编辑：陈丽婷　　责任终审：劳国强　　整体设计：锋尚设计
策划编辑：钟　雨　　责任校对：晋　洁　　责任监印：张　可

出版发行：中国轻工业出版社（北京鲁谷东街 5 号，邮编：100040）
印　　刷：三河市万龙印装有限公司
经　　销：各地新华书店
版　　次：2025 年 1 月第 1 版第 1 次印刷
开　　本：787×1092　1/16　印张：12
字　　数：254 千字
书　　号：ISBN 978-7-5184-4489-2　定价：45.00 元
邮购电话：010-85119873
发行电话：010-85119832　010-85119912
网　　址：http://www.chlip.com.cn
Email：club@ chlip.com.cn

李春保	南京农业大学
李　斌	沈阳农业大学
邹小波	江苏大学
张宇昊	西南大学
张军翔	宁夏大学
张　建	石河子大学
张铁华	吉林大学
岳田利	西北大学
周大勇	大连工业大学
庞　杰	福建农林大学
施洪飞	南京中医药大学
姜毓君	东北农业大学
聂少平	南昌大学
顾　青	浙江工商大学
徐宝才	合肥工业大学
徐晓云	华中农业大学
桑亚新	河北农业大学
黄现青	河南农业大学
曹崇江	中国药科大学
董同力嘎	内蒙古农业大学
曾新安	华南理工大学
雷红涛	华南农业大学
廖小军	中国农业大学
薛长湖	中国海洋大学

秘　书 吕　欣　　西北农林科技大学

王云阳　　西北农林科技大学

本书编委会

主　　编　郭红莲　　　　　天津科技大学

副 主 编　朱恩龙　　　　　天津科技大学

编　　委（按姓氏笔画排序）

　　　　　王玉荣　　　　　天津科技大学

　　　　　王春玲　　　　　天津科技大学

　　　　　张　颖　　　　　天津科技大学

　　　　　陈君然　　　　　天津科技大学

　　　　　滕安国　　　　　天津科技大学

前　言

　　我国人口年龄结构特点决定了不同人群的营养和膳食需要科学的指导，尤其是《"健康中国 2030"规划纲要》的发布，表明"健康中国"已正式上升为国家战略。面对当前国际和国内的新形势、新需求，我国各食品、医学高等院校相继成立营养与健康新专业，这既是国家发展新型食品营养与健康的重大需求，也是服从国家人才发展战略、培养具有现代化食品营养与健康的专业人才的时代要求。近年来，传统食品营养学的发展在向个体营养和细胞营养深入的同时，群体营养、社区营养和社会营养等方面也得到了长足的发展，为此我们组织了编写这本《特殊人群营养与膳食》。

　　全书内容共分为八章，包括：营养学基础，人群营养调查与营养监测，人群膳食指导与科学配餐，重点介绍了孕龄妇女、未成年人、中老年人等不同生理阶段人群的营养与膳食管理，还包括特殊环境和职业人群及营养性疾病人群的营养需求及膳食推荐，从群体和公共营养的角度对不同需求的人群提供营养学问题的发现、分析和解决的路径和原理，从中理解膳食营养与健康及疾病预防之间的关系，从而推动人群的营养改善和健康管理。

　　此外，本书针对学生思想现状，结合专业思政的号召，提供了相应的思政案例，以帮助学生深入学习和扩展知识。本书编写过程中，充分参考了《中国居民营养与慢性病状况报告（2020）》的内容，并且随着中国营养学会 2022 版《中国居民膳食指南》发布，我们及时将特殊人群的营养指南最新内容纳入本书，并引入了《中国居民膳食营养素参考摄入量（2023 版）》的参考摄入标准，可作为食品营养与健康相关专业、食品科学与工程类本科专业的基础教材，也可作为营养专业研究生、公共营养学工作者和健康相关从业人员的营养学实用参考书。

本教材由天津科技大学郭红莲任主编，朱恩龙任副主编，编写分工如下：第一章由陈君然、郭红莲编写；第二章由朱恩龙编写，第三章由滕安国、郭红莲编写，第四章由张颖编写，第五章由张颖、陈君然编写，第六章由王玉荣、郭红莲编写，第七章由朱恩龙、王春玲编写，第八章由王春玲、郭红莲编写。全书由郭红莲和朱恩龙负责统稿。

本教材编写过程中，得到了天津市教育科学规划重点课题——校企深度融合的路径创新研究（BIE210023）和全国农业教指委面上项目（2021-NYYB-47）以及天津科技大学研究生教育教改项目的资助和中国轻工业出版社的大力支持。在编写过程中，承蒙很多同行学者的帮助，在此一并表示衷心的感谢！

由于时间和水平所限，本书难免存在疏漏和不妥之处，恳请使用本教材的师生及同行专家批评指正。

编者

2024 年 7 月

目 录

第一章
营养学基础

学习目标

1. 了解膳食营养素的种类、主要功能和人体需要量，掌握蛋白质的营养学评价方法。
2. 掌握营养学常见概念：食物热效应、能量需要量、膳食营养素参考摄入量等。
3. 掌握《中国居民膳食指南（2022）》的八条准则。

人体为了维持生命和健康，保证生长发育、体力活动和学习思维的需要，必需不断从食物中摄取必需的营养物质。营养学是研究人体营养代谢规律、营养素与健康的关系以及营养改善措施的一门学科，它与人们的生活息息相关，直接关系到国民身体素质和健康水平。党的十九大作出"实施健康中国战略"的重大决策，将维护人民健康提升到国家战略的高度，国务院颁布了《国民营养计划（2017—2030年）》，以不断满足人民群众营养健康需求，提高国民营养健康水平。因此，普及营养学知识对疾病预防、提升国民健康素养具有重要意义。

思政阅读 1

习近平总书记在党的二十大报告中明确指出："树立大食物观，发展设施农业，构建多元化食物供给体系。"大食物观的提出，表明人民对美好生活的向往和需求，在食物供给方面就是要能够提供丰富多样、营养均衡的食物，在确保粮食供给的同时，保障肉类、蔬菜、水果、水产品等各类食物有效供给。更多内容请扫码阅读。

思政阅读 1

第一节　膳食营养素

"民以食为天"，人的一生需要源源不断地从外界环境摄取各种食物，通过消化、吸收获取营养物质，排出不被吸收的残渣，从而补充营养素以维持生命和繁衍后代。合理的食物营养不仅能够促进人体生长发育、调节生命活动，在预防人体疾病特别是慢性病方面也起着重要的作用，甚至对人的思想方式和行为举止都会产生一定的影响。营养，是指生物从外界摄入食物，在体内经过消化、吸收、代谢以满足其自身生理功能和从事各种活动需要的必要生物学过程。营养是人体最基本的综合生理过程，人类通过摄取食物来营养自身。营养素是从膳食中获取的能够营养自身的有益成分，只有合理搭配和摄入这些营养素，才能维持正常的生命活动和身体健康。膳食是指人们日常食用的饮食，是含有营养素的多种食物的混合体，膳食中能够供应给人的营养素的数量比例和质量优劣，对于维持机体的基本生理功能、新陈代谢、健康保持及疾病预防都至关重要。

传统营养学将膳食营养素分为七大类。

一、蛋白质

蛋白质（protein）是由氨基酸通过肽键连结在一起，并形成有一定空间结构的复杂高分子有机化合物。蛋白质是生命的物质基础，是构成人体细胞、组织和器官的基本材料，其主要由碳（50%~55%）、氢（6%~7%）、氧（19%~24%）、氮（13%~19%）等元素组成，是人体氮的唯一来源，一些蛋白质还含有硫（0~4%）、磷、碘、铁、锌等元素。

1. 蛋白质的组成单位——氨基酸

氨基酸是组成蛋白质的基本单位，在营养学上主要根据氨基酸的必需性对其进行分类，共分为必需氨基酸、非必需氨基酸和条件必需氨基酸三类。

必需氨基酸是指人体自身不能合成或合成速度不能满足人体需要，必须从食物中直接摄取的氨基酸。构成人体蛋白质的氨基酸有 20 种（表 1-1），对于成人有 8 种是必需氨基酸，分别是：赖氨酸、色氨酸、苯丙氨酸、甲硫氨酸、苏氨酸、异亮氨酸、亮氨酸、缬氨酸。半胱氨酸和酪氨酸可分别由体内的甲硫氨酸和苯丙氨酸转变生成，如食物中存在半胱氨酸和酪氨酸，可减少人体对某些必需氨基酸需要量的氨基酸，称为条件必需氨基酸或半必需氨基酸。

构成人体蛋白质的三类氨基酸如表 1-1 所示。

表 1-1　构成人体蛋白质的氨基酸种类

必需氨基酸		非必需氨基酸		条件必需氨基酸	
异亮氨酸	isoleucine（Ile）	天冬氨酸	aspartic acid（Asp）	半胱氨酸	cysteine（Cys）
亮氨酸	leucine（Leu）	天冬酰胺	asparagine（Asn）	酪氨酸	tyrosine（Tyr）
赖氨酸	lysine（Lys）	谷氨酸	glutamic acid（Glu）		
甲硫氨酸	methionine（Met）	谷氨酰胺	glutamine（Gln）		
苯丙氨酸	phenylalanine（Phe）	甘氨酸	glycine（Gly）		
苏氨酸	threonine（Thr）	脯氨酸	proline（Pro）		
色氨酸	tryptophan（Trp）	丝氨酸	serine（Ser）		
缬氨酸	valine（Val）	精氨酸	arginine（Arg）		
组氨酸	histidine（His）	丙氨酸	alanine（Ala）		

注：组氨酸为婴幼儿必需氨基酸。

2. 蛋白质的分类

蛋白质是人体必需营养素，成人体内每日约有 3% 的蛋白质被更新，因此人体每日须从食物获取蛋白质用以维持体内蛋白质分解代谢与合成代谢的动态平衡。按蛋白质中必需氨基酸的种类和数量分类主要分为完全蛋白质、半完全蛋白质和不完全蛋白质。

（1）完全蛋白质　完全蛋白质所含必需氨基酸种类齐全、数量充足、比例适当，不但能维持成人的健康，还能促进儿童生长发育。

（2）半完全蛋白质　蛋白质所含必需氨基酸种类齐全，但数量不足，比例不适当，仅能维持生命，不能促进生长发育。

（3）不完全蛋白质　蛋白质所含必需氨基酸种类不全，既不能维持生命，也不能促进生长发育。

3. 蛋白质的营养学评价

蛋白质的营养学评价有多种方法，常见的指标有蛋白质含量、蛋白质消化率、蛋白质生物价、蛋白质利用率及氮平衡等。

（1）蛋白质含量　蛋白质含量是评价食物蛋白质营养价值的基础指标，是反映食物蛋白质营养价值的重要指标。由于蛋白质中的含氮量比较恒定，约为蛋白质的 16%，因此可通过凯氏定氮法或考马斯亮蓝法测定食物中的氮含量，再乘以蛋白质换算系数 6.25，即可得到食物蛋白质的含量。

（2）蛋白质消化率　蛋白质消化率指一种食物蛋白质可被机体消化分解的程度，一般用摄入蛋白质与排出蛋白质的差值来反映消化情况，但实际蛋白质在体内消化分解还受到酶、肠道生理状态等影响，所以消化率通常测算的方法只是大体反应食物蛋白质在体内滞留情况，因而得到的是蛋白质的表观消化率，优点是测算简便，不用进行机体生理状态的测定，是实际应用中较多采用的一种测算方法，通常，食物蛋白质消化率越高，营养价值越高。

$$蛋白质消化率(\%) = \frac{食物总蛋白质 - 排出总蛋白质}{食物总蛋白质} \times 100 = \frac{食物氮 - 粪氮}{食物氮} \times 100 \qquad (1\text{-}1)$$

蛋白质消化率可受食物中蛋白质性质、膳食纤维含量及多酚类物质和酶反应等因素影响，如植物性蛋白质由于被纤维素包裹降低了与消化酶的接触程度，或存在蛋白酶抑制剂等抗营养因子，其消化率要比动物性蛋白质低，鸡蛋和牛乳的蛋白质消化率分别高达 97% 和 95%，而玉米和大米的蛋白质消化率则分别只有 85% 和 88%；适当地加工烹调可提高食物蛋白质消化率，如将黄豆加工成豆腐，其蛋白质消化率可由 65% 提高到 90% 以上。

（3）蛋白质生物价（biological value，BV）　蛋白质生物价是反映被消化吸收后的蛋白质被机体储留并且加以利用程度的指标，用机体氮代谢情况来表示，是反映蛋白质利用率的常用指标。

$$蛋白质生物价 = \frac{氮储留量}{氮吸收量} \times 100\% \qquad (1\text{-}2)$$

$$氮吸收量 = 食物氮 - （粪排出氮 - 粪内源氮） \qquad (1\text{-}3)$$

$$氮储留量 = 吸收氮 - （尿排出氮 - 尿内源氮） \qquad (1\text{-}4)$$

蛋白质生物价取决于必需氨基酸的含量和比值，蛋白质生物价越高，其与人体组织蛋白质的氨基酸模式越接近，营养价值也相对越高。生物价高的蛋白质被人体摄入后可被充分用于合成人体蛋白质，从而使经肝肾代谢或由尿排出的代谢产物减少，大大减轻了肝肾负担。常见食物蛋白质生物价见表 1-2。

表 1-2　常见食物蛋白质的生物价

蛋白质	生物价	蛋白质	生物价
鸡蛋	94	熟大豆	64
鸡蛋白	83	扁豆	72
鸡蛋黄	96	蚕豆	58
脱脂牛乳	85	白面粉	52
鱼	83	小米	57
牛肉	76	玉米	60
猪肉	74	白菜	76
大米	77	红薯	72
小麦	67	马铃薯	67
生大豆	57	花生	59

（4）蛋白质利用率 蛋白质利用率是反映食物中蛋白质被机体实际利用程度的指标，它综合了蛋白质被消化和利用两方面的生理指标，因此，能更为全面地评价食物蛋白质的实际利用程度。

$$蛋白质利用率（\%）= 消化率×生物价 = \frac{储留氮}{食物氮} × 100 \qquad (1-5)$$

（5）氮平衡 氮平衡是用氮代谢情况来反映摄入蛋白质与排出蛋白质之间量的关系，氮平衡概念的引入可以反映机体对蛋白质总代谢状况以及对蛋白质的需要量，按摄入氮与排出氮的差值分为零氮平衡、正氮平衡和负氮平衡三种状况。

$$氮平衡 = 摄入氮 - （尿排出氮+粪排出氮+皮肤排出氮） \qquad (1-6)$$

健康成人应维持零氮平衡或者在 0~5%，儿童、青少年、孕妇、乳母和疾病恢复期的患者应维持正氮平衡，而人在饥饿、疾病及老年时往往处于负氮平衡。负氮平衡导致机体出现体重减轻、贫血、免疫功能低下、智力发育障碍等一系列不良现象，严重者可引起营养性水肿等。

二、碳水化合物

碳水化合物（carbohydrate，CHO）又称为糖类，是由碳、氢、氧三种元素组成的一大类有机化合物。碳水化合物最初因发现其某些种类分子式中氢氧的比例为 2∶1，与水相同而得名，但后来发现分子中 H、O 符合此比例的物质未必是糖类，而一些不符合此比例的反而是糖类。

碳水化合物在自然界中构成植物骨架并作为能源储备，是最早被发现的营养素之一，对于人类而言，碳水化合物不仅是膳食能量的主要来源，还是细胞结构的主要成分并在人体中具有广泛的生理作用。

1. 碳水化合物的分类

通常根据碳水化合物的化学结构及生理作用可分为单糖、双糖、寡糖（3~9 个单糖）、多糖（≥10 个单糖）。

（1）单糖 单糖是构成寡糖和多糖等碳水化合物的基本单位，是结构简单、不能被水解为最小分子糖的一类碳水化合物。按照羰基在分子中的位置可分为醛糖和酮糖，按照功能碳原子数目可依次分为乙糖、丙糖、丁糖、戊糖、己糖及庚糖等。自然界中分布最广泛和含量最多的单糖是戊糖和己糖，丙糖等则主要为中间代谢产物。含有 3 个以上碳原子的单糖因具有不对称性，有 D-（右旋）和 L-（左旋）两种构型，天然的单糖多为 D-构型。常见的单糖有葡萄糖、果糖和半乳糖，除此之外，单糖还包括甘露糖、阿拉伯糖等。

（2）双糖 双糖是由 2 个相同的或不同的单糖分子经羟基缩合脱水后，以糖苷键连接在一起形成的糖苷。自然界中最常见的双糖主要是蔗糖和乳糖，此外还有麦芽糖、海藻糖、纤维二糖、异麦芽糖、壳二糖等。双糖不能直接被人体吸收，必须经过酸或酶的水解作用生成单糖后方能为人体吸收。

（3）寡糖　寡糖又称低聚糖，是由3~9个单糖分子通过糖苷键连接而成的聚合物。低聚糖甜度通常只有蔗糖的30%~60%，并且多数低聚糖不能或只能部分被吸收，在肠道内能被益生菌利用，因此具有一定的功能特性。目前已知的几种重要的功能性低聚糖有棉籽糖、水苏糖、异麦芽低聚糖、低聚果糖、低聚甘露糖等。棉籽糖是大豆低聚糖的主要成分之一，是由半乳糖、果糖和葡萄糖结合而成的三糖，是人体肠道中益生菌的有效增殖因子；水苏糖是存在于豆类中的四糖，在结肠中被肠道细菌发酵而产气，是豆类引起腹部胀气主要的原因；低聚果糖主要存在于水果、蔬菜中，由蔗糖分子的果糖残基上结合1~3个果糖而组成，是一种水溶性膳食纤维和双歧杆菌的增殖因子。

（4）多糖　多糖是由10个及以上的单糖分子脱水缩合并通过糖苷键连接而成的高分子聚合物。多糖与单糖和低聚糖性质不同，一般不溶于水、无甜味、不能形成结晶、无还原性。在酶或酸的作用下，水解成单糖残基不等的片段，最后成为单糖。根据营养学新的分类方法，多糖可分为淀粉多糖和非淀粉多糖。淀粉多糖是指类似淀粉结构的长链碳水化合物，包括淀粉、抗性淀粉和糖原等。非淀粉多糖是指构成植物细胞壁成分的结构性多糖，包括纤维素、半纤维素、果胶等，这些多糖即传统概念中的膳食纤维。其他不构成细胞壁的非淀粉多糖主要有植物胶质、海藻胶类等。

2. 碳水化合物的人体需要量

通常情况下以碳水化合物可提供能量的百分比来表示人体对碳水化合物的需要量。由于蛋白质等营养素可通过糖异生作用产生葡萄糖，碳水化合物的需要量较难确定。中国营养学会2023年提出碳水化合物适宜摄入量应占总能量的50%~65%，同时建议膳食中添加糖的摄入量不超过50g/d，最好低于25g/d。不同年龄阶段碳水化合物的参考摄入量见表1-3。

表1-3　中国居民膳食碳水化合物参考摄入量和可接受范围

年龄/岁	碳水化合物	
	平均需要量（EAR）/（g/d）	营养素可接受范围（AMRD）/（%E）
0~	60*	—
0.5~	80*	—
1~	120	50~65
12~	150	50~65
18~	120	50~65

注：＊适宜摄入量（adequate intake，AI）
资料来源：《中国居民膳食营养素参考摄入量（2023版）》。

碳水化合物主要来源于植物性食物，如粮谷类（水稻、小麦、玉米、大麦、燕麦、高粱等）、薯类（红薯、马铃薯等）以及水果、蔬菜等。

三、膳食纤维

膳食纤维（dietary fiber，DF）是指人体消化酶不能分解或难以分解的多糖，在小肠内不能被消化或仅部分消化，主要包括非淀粉多糖、木质素、抗性低聚糖和抗性淀粉。膳食纤维分为可溶性膳食纤维和不可溶性膳食纤维两大类，二者之和为总膳食纤维。膳食纤维与人体健康密切相关，是膳食中不可缺少的部分。

1. 膳食纤维的特征功能

（1）吸水作用　膳食纤维有很强的吸水能力或与水结合的能力，膳食纤维吸水后体积增大，不仅可使胃肠道保持一定的充盈度而产生饱腹感，还可刺激肠道蠕动，软化粪便，防止便秘；通过与水结合促进其排出体外，可以减轻泌尿系统压力。

（2）黏滞作用　能与果胶、树胶、海藻多糖等胶质膳食纤维形成黏液性液体，具有很强的黏滞性，减少了脱氧胆汁酸、石胆酸等致癌物和突变异原物质等有害物质在肠道被吸收的机会，有助于防止结肠癌的发生。

（3）结合有机化合物作用　膳食纤维与胆酸和胆固醇等有机物具有结合作用。膳食纤维能螯合低密度脂蛋白胆固醇，阻碍其吸收，起到预防饮食性高胆固醇血症和动脉粥样硬化的作用。膳食纤维可抑制胆汁酸的再吸收，改变食物消化速度和消化道分泌物的分泌量，起到预防胆结石的作用。

（4）阳离子交换作用　膳食纤维可在胃肠内与 K^+、Na^+ 等阳离子形成膳食纤维复合物，阻碍这些无机盐的吸收，这一作用主要与糖醛酸的羧基有关。

（5）细菌发酵作用　膳食纤维中可溶性膳食纤维可完全被肠道内的细菌酵解并产生短链脂肪酸；不溶性膳食纤维不易被酵解。膳食纤维被肠道有益微生物发酵生成短链脂肪酸，降低了肠道 pH，不仅促进了益生菌繁殖，短链脂肪酸等物质还能刺激肠黏膜，起到促进排便的作用。

2. 膳食纤维的建议摄入量

膳食纤维摄入不足与肥胖、2 型糖尿病、心血管疾病等发病率显著相关，因此世界各国开始重视膳食纤维的摄取，并提出建议摄入量。

世界卫生组织报告的人群膳食营养目标中推荐每日至少要在包括水果、蔬菜和全谷物的膳食中摄入 25g 的膳食纤维；英国国家顾问委员会建议膳食纤维摄入量为 25~35g；美国食品和药物管理局（Food and Drug Administration，FDA）推荐的总膳食纤维摄入量为成人每日 20~35g。多数国家膳食纤维的建议量为每人每日 25~30g 总膳食纤维。目前，由于我国特定性别、年龄及生理状况人群膳食纤维需要量研究不充分，且评估中国人群膳食纤维摄入量和相关健康效应的剂量-反应关系的科学研究与证据较少，尚不能制定平均需要量及推荐摄入量。《中国居民膳食营养素参考摄入量（2023 版）》根据世界各国的研究经验，确定我国居民成人膳食纤维的摄入量为 20~30g/d，儿童和青少年在成人基础上相应酌减。

膳食纤维主要存在于谷类、薯类、豆类、蔬菜及水果等植物性食物中，谷物食品的膳食纤维含量最高，且主要存在于胚、皮、种皮等组织中，如全麦粉和糙米分别含 6% 和 1%，精面粉和精米则分别含 2% 和 0.5%，因此，加工过程中应适当降低精度。

四、脂类

脂类（lipids）是指一大类易溶于有机溶剂而不溶于水的有机化合物，是脂肪和类脂的统称。这些脂类物质化学结构不同，生理功能也不同，合理的脂类营养对于预防疾病和保护健康具有重要意义。

1. 脂类的分类

正常人体内脂类含量占人体总重的 10%~20%，肥胖者可达 30% 以上。人体内的脂类物质以脂肪（甘油三酯）为主，约占人体总脂类的 95%，主要分布于皮下、肠系膜、大网膜等脂肪组织中，其含量可发生变化，也称为"可变脂"或"动脂"。类脂（磷脂、糖脂、固醇和固醇酯等）约占 5%，含量通常相对稳定，也称"定脂"。脂肪酸是构成脂肪、磷脂和糖脂的必要成分，由碳、氢、氧 3 种元素组成。可分为饱和脂肪酸（saturated fatty acid，SFA）和不饱和脂肪酸（unsaturated fatty acid，USFA）。一般情况下，人体细胞中不饱和脂肪酸的含量较高，至少是饱和脂肪酸的两倍，但不同组织中两种脂肪酸的组成差异较大，并在一定程度受膳食中脂肪种类的影响。

（1）脂肪　脂肪又称甘油三酯，是构成膳食脂类的主要物质，由碳、氢、氧 3 种元素组成，每分子脂肪由一分子甘油和三分子脂肪酸构成。若三个脂肪酸分子相同的则称为单纯甘油酯，若不相同则称为混合甘油酯。

脂肪通常按室温下所呈现的状态分为油和脂，即通常所说的油脂，室温下为液态的称作油，如豆油、花生油、菜籽油等植物油，室温下为固态的称为脂肪，如猪油、牛油等动物油脂。

（2）类脂　指一些与脂肪具有相似理化性质的物质，主要包括磷脂、糖脂、胆固醇和脂蛋白等，类脂的组成元素除碳、氢、氧外，还有氮、磷、硫等。

①磷脂：磷脂是生物膜的重要组成成分，同时对人体内脂肪的合成、运输与储存也发挥着重要作用，缺乏磷脂会导致细胞膜的结构破坏，造成透性和脆性增加，造成机体水代谢紊乱，出现皮疹等。

机体磷脂主要来源于食物及自身合成，食物中的磷脂主要存在于瘦肉、蛋黄和肝、肾等脏器，其中蛋黄含磷脂酰胆碱最多，达 9.4%。除动物性食物外，大豆及向日葵籽、亚麻籽、芝麻籽等油料种子等植物性食物也含有磷脂，其中以大豆含量最丰富，磷脂含量可达 1.5%~3.0%。

②胆固醇：胆固醇可在人体内肝、小肠黏膜、皮肤等组织细胞合成，因此属于非必需营养素，一般不易缺乏。胆固醇广泛存在于人体各组织中，不仅是细胞膜的重要组成部分，还与人体组织、胆汁酸、维生素 D 和激素有关。胆固醇是构成细胞的膜结构以及神经髓鞘、合成胆汁酸盐、维生素 D、肾上腺皮质激素和性激素的主要成分，还具有促进脂肪运输的作用，具有一定的营养意义。

2. 脂类的参考摄入量

脂类主要来源于植物种子、动物组织以及一些坚果制品。日常生活常见的豆油、花生油、芝麻油、棉籽油和菜籽油等植物油中含有大量脂肪，是人体必需脂肪酸的良好来源。动物性食物中的畜类脂肪含量丰富，但其多不饱和脂肪酸含量较低，饱和脂肪酸含量相对较多。

随着经济的发展，居民膳食结构发生了重大改变，动物性食物及脂肪摄入量增加，与脂肪代谢相关的多种慢性病发生率不断上升。2023 年中国营养学会通过脂肪或脂肪酸供能占总能量的百分比（%E）对膳食脂肪摄入量进行了推荐，在我国，4 岁以上居民的膳食脂肪能量应占日总摄入能量的 20%~30%，1~3 岁幼儿的脂肪推荐摄入量占总摄入能量的 35%，6 个月以下婴儿可达 40%~48%。

3. 膳食脂肪的营养评价

（1）脂肪的消化率　脂肪的消化率与熔点呈负相关，熔点越低的脂肪越容易消化。碳链越长、饱和度越高的脂肪，其熔点越高，因此富含不饱和脂肪酸的植物油比富含饱和脂肪酸的动物脂肪更易消化。

（2）脂溶性维生素含量　脂肪中的脂溶性维生素含量越高，其营养价值越高。如植物油特别是麦胚芽油富含维生素 E，动物的肝脏脂肪富含维生素 A 和维生素 D，鲨鱼肝油和奶油也富含维生素 A 和维生素 D，这几种油脂营养价值较高，而猪油因不含维生素 A 和维生素 D 营养价值则较低。

（3）必需脂肪酸的含量　亚油酸等必需脂肪酸含量越高，营养价值越高。如植物油中亚油酸含量普遍高于动物脂肪，所以植物油的营养价值相对较高，但棕榈油、椰子油等植物油亚油酸含量较低，营养价值也相对较低。

（4）脂类的稳定性　影响脂类稳定性的因素有两个。①不饱和脂肪酸含量：不饱和脂肪酸由于其结构和性质的不稳定，容易氧化、酸败，故不饱和脂肪酸含量越高，脂类越不稳定。②维生素 E 的含量：维生素 E 有抗氧化作用，可防止脂类酸败，维生素 E 含量越高，脂类越稳定。

五、矿物质

矿物质元素又称无机盐或灰分，是构成人体组织和维持正常生理功能所必需的除碳、氢、氧、氮外其他元素的总称。

人体内的已知的矿物质元素达 60 多种，占体重的 4%~5%，其中 20 余种为人体营养所必需，体内不能自行合成，必须由外界环境供给。矿物质按照占人体质量的多少分为常量元素和微量元素，其中含量高于 0.01% 的矿物质称为常量元素，低于 0.01% 的矿物质则称为微量元素。

常量元素又称宏量元素，主要有钙、磷、镁、钾、钠、硫、氯 7 种，占矿物质总量的 60%~80%，膳食摄入量大于 100mg/d；微量元素也叫痕量元素，主要有铁、铜、碘、锌、硒、锰、钼、钴、铬、锡、钒、硅、镍、氟（14 种），在机体内存在数量极少，含量少于 0.005%，膳食摄入量小于 100mg/d。

微量元素共分为三类：①人体必需微量元素（8 种），包括碘、锌、硒、铜、钼、铬、钴、铁。②人体可能必需的元素（5 种），包括锰、硅、硼、钒、镍。③具有潜在的毒性，但在低剂量时，可能具有人体必需功能的元素（7 种），包括氟、铅、镉、汞、砷、铝、锡。下面分别介绍几种常见的矿质元素。

1. 钙

钙是人体当中含量最高的矿物质，也是人体内元素中仅次于氢、氧、碳、氮排第 5 位的元素，占人体质量的 1.5%~2.0%。

人体中的 99% 钙元素以羟基磷灰石和磷酸钙等钙的磷酸盐形式存在于牙齿和骨骼当中，组成坚硬的结构支架，同时也是钙的储存库，在正常情况下不断被释放到混溶钙池（miscible calcium pool），维持血浆中钙的平衡；其余 1% 的钙以游离或结合状态存在于细胞外液、血液和软组织当中，这部分钙称为混溶钙池，其可不断沉积于成骨细胞中，促进骨骼不断更新。体液当中的钙还在很多方面发挥着重要作用，如参与血液凝固，辅助某些神经递质发挥作用，防止血管壁破裂，维持神经与肌肉的应激性，作为某些酶的激活剂及调节剂等，还可作为细胞内最重要的"第二信使"之一，在细胞受到刺激后，参与细胞信息传递。

（1）钙的吸收和代谢　钙的吸收主要在小肠上段，以需要能量的主动转运吸收为主，当钙浓度高时也可通过被动扩散而吸收。影响钙吸收的因素很多，肠道环境的 pH、食物中过多的草酸等可能抑制钙吸收，而食物中维生素 D、某些蛋白肽类可促进钙的吸收。人体摄入的钙主要通过肠道和泌尿系统排泄，少量经皮肤（汗液、皮屑、毛发和指/趾甲）排出。此外，女性哺乳期可由乳汁排出。

（2）钙的参考摄入量　2023 年中国营养学会推荐膳食钙的摄入量在 1~9 岁随年龄增加而增加，推荐摄入量从 500mg/d 递增到 1000mg/d；9~15 岁青少年迅速生长阶段的推荐摄入量的最大量为 1000mg/d；18 岁以上的推荐摄入量则为 800mg/d；1 岁以内婴儿所需钙基本从母乳中获取，新生儿需要量（IR）为 200mg/d，0.5 岁婴儿钙需要量为 350mg/d。

目前人群中钙缺乏症比较常见。儿童时期长期缺乏钙和维生素 D 可导致儿童出现发育迟缓、牙齿发育不良、骨骼变形等症状，严重时可导致佝偻病；中老年人长期摄入钙元素不足，可导致骨质软化症、骨质疏松症；孕妇或绝经女性容易缺钙，应多补充富含钙元素的食物。

摄入过量的钙可对机体产生不利影响，高钙膳食可以增加患肾结石的风险，易出现骨硬化、高钙血症、碱中毒和肾功能障碍；钙和铁、锌、镁、磷等元素存在拮抗作用，因此过量的钙会干扰其他矿物质的吸收和利用，高钙饮食可明显抑制铁的吸收、降低锌的生物利用率。

2. 磷

磷是人体中含量居第二位的矿物质元素，成人体内含有 600~900g 的磷，约占人体体重的 1%，占矿物质总量的 1/4。磷的主要功能是以无机形式与钙结合，存在于骨骼和牙齿当中，构成坚硬的结构支架，其中钙磷比值约为 2∶1；骨骼以外的大部分磷存在于人体软组织当中，是构成蛋白质、细胞膜的类脂以及 RNA、DNA 的成分。

（1）磷的吸收与代谢　小肠是人体吸收磷的主要部位，能够吸收膳食中 70% 的磷。膳食中的磷大部分以磷蛋白、磷脂等有机化合物的形式存在，在肠道磷酸酶的作用下游离出磷酸盐后被小肠吸收。维生素 D 和合理的钙磷比例可促进磷的吸收，而钙、镁、铁、铝等金属离子因易与磷酸形成难溶性的盐类而抑制磷的吸收。

机体主要通过甲状旁腺素抑制肾小管对磷的吸收和排泄来维持体内磷的平衡，当血液中磷的浓度升高时，肾小管对磷的排出增加；血中磷浓度降低时，肾小管对磷的重吸收增加。

（2）磷的参考摄入量　人体摄入磷的途径很多，因此磷的膳食参考摄入量根据血清磷水平推算，以成人血清磷低限 0.87mmol/L 为基础，根据血清磷水平与磷吸收和摄入量的关系，以混合膳食磷的吸收率 60% 来估算 18~29 岁成人磷的平均需要量（estimated average requirement，EAR），按变异系数 10% 推算人群推荐摄入量（recommended nutrient intake，RNI），不同年龄段人群的磷元素参考摄入量见表 1-4。

表 1-4　中国居民膳食磷参考摄入量

年龄/岁	EAR/（mg/d）	RNI/（mg/d）
0~	—	105（AI）
0.5~	—	180（AI）

续表

年龄/岁	EAR/（mg/d）	RNI/（mg/d）
1～	250	300
4～	290	350
7～	370	440
9～	460	550
12～	580	700
15～	600	720
18～	600	720
30～	590	710
50～	590	710
65～	570	680
75～	570	680

资料来源：《中国居民膳食营养素参考摄入量（2023 版）》。

由于膳食当中含有丰富的磷元素，一般不会因为膳食原因出现磷缺乏，长期使用抗酸药物和禁食者容易缺乏磷。膳食当中的磷元素也不易造成磷过量，某些特殊情况下，摄入过多的磷，将导致细胞外液的磷浓度升高，出现高磷血症并使血液中钙含量降低导致骨质疏松。

3. 镁

（1）镁的吸收和代谢　镁主要在小肠吸收，主动运输途径与钙相同，吸收率一般为 30%～50%。镁的吸收率受膳食中镁的含量、其他组分等多种因素的影响，膳食中氨基酸、乳糖、维生素 D 等可促进镁的吸收，过多的磷、草酸、植酸、长链饱和脂肪酸和膳食纤维等则可抑制镁的吸收。

（2）镁的参考摄入量　目前我国成人膳食镁的平均需要量是参考美国和日本成人镁平衡试验结果［4.5mg/（kg·bw）］结合我国居民的体重代表值计算得到的；一般 18～65 岁成人的推荐摄入量范围为 300～330mg/d，儿童和青少年膳食镁的需要量是根据代谢体重法推算得到的，1～9 岁儿童的平均需要量为 110～210mg/d，12～18 岁青少年的膳食镁推荐摄入量为 320～330mg/d。

膳食中含有丰富的镁元素，镁缺乏症一般是由疾病引起镁代谢紊乱造成的。镁缺乏可引起肌肉痉挛和心动过速、食欲减退、倦怠和恶心、呕吐甚至精神错乱、幻觉以及胰岛素抵抗和骨质疏松等。

正常情况下，肠、肾及甲状旁腺能调节镁代谢，一般不会发生镁过量的情况。但当肾功能不全、糖尿病酮症早期、肾上腺皮质功能不全、黏液水肿、骨髓瘤、草酸中毒、肺部疾患及关节炎等患者，大剂量服用或注射镁盐时容易发生镁中毒。

4. 钾

人体的钾主要来自食物，蔬菜和水果是钾主要的食物来源。钾在细胞内参与糖和蛋白质代谢，维持细胞正常的渗透压和酸碱平衡，通过激活钠钾 ATP 酶产生能量，维持细胞内外钾钠离子浓度梯度，产生膜电位，维持神经肌肉的应激性和心肌的正常功能。

（1）钾的吸收与代谢　钾主要在小肠的空肠和回肠吸收，吸收率约 90%，吸收后通过钠泵进入细胞内，将 3 个 Na^+ 转到细胞外，2 个 K^+ 交换到细胞内，从而保持细胞内钾浓度处于较高的水平。在正常情况下，80%~90% 的钾由肾脏排出，10%~20% 由粪便排出。

（2）钾的参考摄入量　膳食调查和生化指标是评价钾营养状况的主要手段，中国居民一般不缺钾，成人膳食钾推荐摄入量为 2000mg/d；依据钾在降低高血压等慢性病风险中的作用，儿童钾的适宜摄入量（AI）为 1500mg/d，11~13 岁青少年及 14~17 岁青少年分别为 1900mg/d 和 2200mg/d，正常成人 AI 值为 2000mg/d，乳母为 2400mg/d。

在特殊生理条件如疾病、长期少食、静脉补液少钾或无钾等情况下，易发生钾的缺乏。钾缺乏可导致神经肌肉、消化、心血管、泌尿、中枢神经系统等发生功能性或器质性变化，出现肌肉无力、瘫痪、心律失常、横纹肌肉裂解症及肾功能障碍等，长期缺钾可引起肾功能障碍。

一般摄入含钾过多的食物不会导致钾过多，在特殊补充条件下，如摄入过多富钾药品，或者排泄系统的异常等造成体内血钾浓度高于 5.5mmol/L 时，可能出现毒性反应，主要表现在神经、肌肉和心血管方面，称高钾血症。

5. 钠

钠是细胞外液中的主要阳离子，与其他离子构成平衡的渗透压，维持体内正常渗透压及水分平衡，钠与 ATP 的生成和利用、肌肉运动、心血管功能、能量代谢、氧的利用都有关。

（1）钠的吸收和代谢　钠的吸收主要在小肠上部，在空肠中钠的吸收主要是与糖和氨基酸的主动转运相偶联进行的被动性过程，大部分钠由回肠主动吸收。钠吸收率极高，几乎全部被吸收，摄入的钠主要经肾脏以尿液形式排出，在炎热气候下，钠还从汗液中排出。

（2）钠的参考摄入量　18 岁以上正常成人钠元素的 AI 值为 1500mg/d。随着年龄增加，钠的 AI 值降至 1400mg/d（65 岁以上）。食盐是人体获得钠的主要来源。

一般情况下，人体很少缺钠。过量出汗致使钠的排出量过多，容易造成钠缺乏，当机体大量出汗后，应及时补充水分，最好是淡盐水，以保持机体电解质平衡。人体过量摄入食盐（每天达 35~40g）可引起急性中毒，出现水肿、血压上升、血浆胆固醇升高等。此外，长期摄入较高量的食盐，会使胃癌发生的风险增加。

6. 铁

成人体内铁的含量为 4~5g，其中 70% 的铁为功能性铁，主要存在于血红蛋白、肌红蛋白以及含铁酶中，30% 的铁为储存铁，以铁蛋白和含铁血黄素的形式存在于肝、脾与骨髓中。

（1）铁的吸收与代谢　食物中的铁主要有血红素铁和非血红素铁两种，血红素铁可被肠黏膜上皮细胞直接吸收，非血红素铁主要为三价铁，三价铁经胃酸作用还原成二价亚铁后被十二指肠和空肠上端黏膜吸收，胃和小肠的其余部分也吸收少量的铁。吸收入血的二价铁氧化为三价铁后与运铁蛋白结合，大部分铁运至骨髓合成血红蛋白，少部分运至其他各组织细胞合成含铁蛋白质，或以铁蛋白形式储存，需要时被释放。

（2）铁的参考摄入量　在《中国居民膳食营养素参考摄入量（2023 年版）》中，12~49 岁人群中男性推荐摄入量（RNI）为 12mg/d，女性为 18mg/d，成人铁的可耐受最高摄入量（tolerable upper intake level，UL）为 42mg/d。0.5~10 岁儿童的 RNI 为 10~16mg/d，50 岁以上绝经期妇女 RNI 为 10mg/d。

铁缺乏是世界范围内常见的营养性缺乏病，发达国家中 10%~15% 月经期女子、20%~30% 的孕妇及 40% 的婴儿患缺铁性贫血，成年男性则比较少，发展中国家更为严重。铁缺乏的原因主要是膳食铁摄入不足，而机体对铁的需要量增加。

口服铁剂和输血或慢性酒精中毒等可能导致铁过量，出现急性或慢性铁中毒。急性铁中毒多发生在儿童中，明显的表现为消化道出血，甚至会导致其死亡；慢性铁中毒的主要症状为皮肤铁血黄素沉积、糖尿病、肝硬化等。

7. 锌

锌在成人体内中含量为 2.0~2.5g，60% 在肌肉，30% 在骨骼，4% 在眼球色素层，2% 在肝中，0.5% 以下在血液中。全血中的锌 75%~85% 分布于红细胞中，3%~5% 在白细胞中，其余在血浆中。

（1）锌的吸收与代谢　锌主要由小肠吸收，吸收率为 20%~30%，仅有小部分在胃和大肠中吸收，吸收的锌与血浆中清蛋白或运铁蛋白结合，随血流分布于各器官和组织。主要通过肠道以粪便的形式排出，仅小部分随尿液排出，成人一天尿中排泄的锌约为 0.5mg，其余部分从汗、头发中排出。

（2）锌的参考摄入量　《中国居民膳食营养素参考摄入量（2023 版）》推荐成年男性锌的 RNI 为 12.0mg/d，女性为 8.5mg/d。孕妇、乳母根据需要量分别增加至 10.5mg/d 和 12.5mg/d，成人锌的 UL 为 40mg/d。

长期摄入不足、需要量增加、机体吸收利用减少和排出量过多是引起锌缺乏的主要原因。儿童长期缺锌可导致身材矮小；青少年缺锌除生长停滞外，还会出现性成熟推迟、性器官发育不全、第二性征发育不全等；成人缺锌可导致性功能减退、精子数减少、皮肤粗糙等；孕妇缺锌可导致胎儿畸形。长期缺锌还可引起味觉减退、食欲不振，出现异食癖，还会出现嗜睡、抑郁、免疫功能降低等症状。

盲目大量的外服或食用锌补充剂及长期食用镀锌材质盛装的食品，可能引起锌过量或中毒。过量的锌可干扰铜、铁等微量元素的吸收和利用，损害免疫功能。成人摄入 2g 以上的锌还会发生急性中毒，出现腹痛、腹泻、呕吐等症状。

8. 硒

人体内硒总量为 14～20mg，在肝、肾、胰、心、脾、牙釉质和指甲中含量较高，其次是肌肉、骨骼和血液中，脂肪组织含量最低。

（1）硒的吸收与代谢　人体对硒的吸收良好，吸收率为 50%～100%，主要在小肠吸收。硒的吸收与硒的化学结构和溶解度有关，硒代甲硫氨酸较无机形式易吸收，溶解度大的硒化合物比溶解度小的更易被吸收。体内的硒主要通过肾脏经尿排出，少量从肠道排出，粪中排出的硒大多为未被吸收的硒。硒摄入量高时可在肝内甲基化生成挥发性二甲基硒化合物，并由肺部呼气排出。此外，还可通过皮肤和毛发少量排出。

（2）硒的参考摄入量　《中国居民膳食营养素参考摄入量（2023 版）》推荐成人硒的 RNI 为 60μg/d。孕妇及乳母在此基础上分别增加 5μg/d 和 18μg/d。成人硒的 UL 为 400μg/d。

缺硒是发生克山病和大骨病的重要原因。但是如果长期食用含硒较高的食物和水会造成硒中毒，出现指甲变脆、神经系统异常、痉挛、呼吸困难、呕吐、嗜睡等症状，严重可导致死亡。

9. 碘

人体内含碘总量为 20～50mg，其中 30% 存在于甲状腺中，其余部分存在于肌肉组织内。

（1）碘的吸收与代谢　人体每日摄取的碘总量为 100～300μg，主要以碘化物的形式由消化道吸收，其中有机碘一部分可被直接吸收，另一部分则需在消化道转化为无机碘后才可被吸收。肺、皮肤及黏膜也可吸收极微量的碘。食物中的碘离子进入胃肠道 1h 后大部分即可被吸收，3h 可全部被吸收，由血液运送至甲状腺、肾脏、唾液腺、乳腺、卵巢等全身各组织中，其中只有进入甲状腺的碘，才能合成甲状腺激素。

代谢过程中，甲状腺激素分解而脱下的碘，一部分可重新利用。体内的碘主要经肾脏随尿液排出，占比为总量的 90%，粪便可排出约 10% 的碘，汗液也可排出极少量的碘。乳母从乳汁中可排出一定量的碘。

（2）碘的参考摄入量　《中国居民膳食营养素参考摄入量（2023 版）》推荐成人碘的 RNI 为 120μg/d。孕妇及乳母在此基础上分别增加 110μg/d 和 120μg/d。成人碘的 UL 为 600μg/d。

机体因缺碘所导致的一系列障碍统称为碘缺乏病，环境缺碘是碘缺乏病的主要原因。碘缺乏的典型症状是甲状腺肿大，孕妇缺碘可导致流产、死胎、胎儿畸形；婴幼儿缺碘可引起生长发育迟缓、智力低下，严重者可致呆小症（克汀病），表现为智力落后、生长发育落后、聋哑、斜视、甲状腺功能减退、运动功能障碍等。

如果膳食中碘摄入过多也可导致人体碘中毒，出现高碘性甲状腺肿、典型甲状腺功能亢进、乔本甲状腺炎等。

六、维生素

维生素（vitamin）是维持正常生命活动所必需的一种低分子有机化合物，其在机体内不是构成组织细胞的基本成分，也不提供能量，主要是作为各种辅酶的组成成分，在代谢调节过程中起着重要作用。

人体所需维生素的量很少，仅以毫克或微克计，但人体不能合成或合成量不足，因此只能通过饮食来补充。维生素的种类很多，化学结构各不相同，目前发现30多种维生素，其中10多种与人体健康和发育密切相关。

根据维生素的溶解性主要分为脂溶性维生素和水溶性维生素两大类。

1. 脂溶性维生素

脂溶性维生素是指不溶于水，而能溶于脂肪及脂类溶剂的一类维生素，主要有维生素A、维生素D、维生素E与维生素K，有些脂溶性维生素是以维生素原的形式出现在植物中，例如胡萝卜素、麦角甾醇等。脂溶性维生素多与脂类共存，可以利用这一特点通过提高人体对脂肪的吸收率来促进人体对脂溶性维生素的吸收，脂溶性维生素被人体吸收后可在体内储存或蓄积，排泄又比较缓慢，因此大剂量摄入会引起中毒。

（1）维生素A（vitamin A）　维生素A是人类发现最早的维生素，是指具有视黄醇生物活性的β-紫罗宁衍生物的统称，主要有维生素A_1（视黄醇）和维生素A_2（3-脱氢视黄醇）两种，是不饱和一元醇类。广义上的维生素A还包括维生素A原，主要有β-胡萝卜素、α-胡萝卜素、γ-胡萝卜素和隐黄素等。

维生素A具有维持视觉功能、皮肤黏膜完整性、生殖功能、免疫功能及促进骨骼新陈代谢等功能，还具有预防干眼症的作用。

当体内缺乏时，会出现暗适应能力降低及夜盲症，暗适应时间延长，严重者在暗光下看不清四周物体；还会出现皮肤干燥症及干眼症，皮肤干燥症表现为上皮干燥、粗糙、角质化，呼吸道、消化道等的黏膜也会出现皮肤干燥症，干眼症表现为泪液分泌减少、眼结膜干燥、变厚失去透明度，严重时导致失明。

维生素A不易排出体外，过量摄入会导致中毒，出现厌食、恶心、呕吐、肝脾肿大、长骨变粗及骨关节疼痛、过度兴奋、肌肉僵硬、皮肤干燥、搔痒、鳞皮、脱发等症状。

18~49岁成人维生素A的参考摄入值分别为男性770μgRAE/d，女性660μgRAE/d；成人维生素A的UL为3000μgRAE/d。

动物食品中含有丰富的维生素A，如动物的肝脏和内脏、肉类、蛋黄、鱼肝油、奶油、乳制品等，其中鱼肝油中维生素 A 的含量很高，可作为婴幼儿的营养增补剂；各种红、黄、绿色蔬菜及水果中含有大量的类胡萝卜素，在人体中能够转化成维生素 A，也是维生素 A 的主要食物来源。

（2）维生素 D（vitamin D） 维生素 D 是一种环戊烷多氢菲类化合物，是固醇类化合物的衍生物，目前已知的维生素 D 至少有 10 种，其中维生素 D_2 和维生素 D_3 最重要，二者具有相同的生理功能和作用机制，哺乳动物对二者利用无区别，但通常以维生素 D_3 活性作为维生素 D 活性参考标准。植物油、酵母菌中的麦角甾醇和存在于人体皮肤和皮下脂肪中的 7-脱氢胆固醇通过紫外线照射可分别转化生成维生素 D_2 和维生素 D_3。

维生素 D 的生理功能主要是促进小肠对钙、磷的吸收，与甲状旁腺激素共同作用调节钙、磷的代谢，维持血浆中钙、磷的正常浓度，促进骨骼和牙齿的钙化过程，是骨骼的正常生长发育所必需的维生素，此外还具有免疫调节作用。维生素 D 常被用来防治儿童的佝偻病和成人的骨软化症、关节痛等疾病。

日常食物摄入不足或者日光照射量不足会导致维生素 D 缺乏，导致钙、磷代谢障碍，骨骼失去正常的钙化能力，使幼儿患上佝偻病等；成人尤其孕妇和老年人易出现骨软化症、骨质疏松症。维生素 D 过量会引起中毒，严重的维生素 D 中毒可导致死亡。

成人维生素 D 参考摄入量为 $10\mu g/d$，65 岁老年人的参考摄入量为 $15\mu g/d$，限制摄入量为 $50\mu g/d$。

（3）维生素 E（vitamin E） 维生素 E 又称生育酚（toco-pherol），是指含有 α-生育酚活性的生育酚和三烯生育酚及其衍生物的统称，包括 α-生育酚、β-生育酚、γ-生育酚和 σ-生育酚及相应的 α-三烯生育酚、β-三烯生育酚、γ-三烯生育酚和 σ-三烯生育酚等 8 种化合物，其中 α-生育酚的活性最高。

维生素 E 是一种重要的脂溶性抗氧化剂，它能有效地抑制细胞内及细胞膜上的多烯脂肪酸氧化，保持细胞的完整性和稳定性；减少细胞中氧化沉积物脂褐质的形成，改善皮肤弹性；减少血小板血栓素 A_2 的释放，调节血小板的黏附力和聚集作用，降低心肌梗死及脑卒中的风险；延缓性腺萎缩；提高免疫力。

维生素 E 缺乏会导致婴儿出现视网膜蜕变、蜡样质色素积聚、溶血性贫血、小脑共济失调等；成人会出现不育、肌肉萎缩、心肌异常、贫血等。维生素 E 摄入过多也会出现中毒症状，表现为肌无力、视物模糊、复视、恶心、腹泻等。

成人维生素 E 的推荐摄入量为 $14mg/d$，限制摄入量为 $700mg/d$。维生素 E 主要来源有橄榄油、葵花籽油、玉米油、坚果，其次是大麦、燕麦、米糠等谷类以及蛋类、绿色蔬菜和鱼、肉类等动物性食品。维生素 E 性质不稳定，易被氧化，在储存和烹调过程中都有损失，加热时损失更大。

（4）维生素 K（vitamin K） 维生素 K 又称凝血维生素，有维生素 K_1（叶绿醌）、维生素 K_2（甲萘醌类）、维生素 K_3（2-甲基萘醌）等几种形式，其中维生素 K_1、维生素 K_2 是天然存在的，而维生素 K_3 是通过人工合成的。植物中的维生素 K 为维生素 K_1，是人类维生素 K 的主要来源。

维生素 K 是维生素 K 依赖性凝血因子、血浆凝血抑制物谷氨酸残基 γ-羧基化的重要辅酶，维生素 K 缺乏会发生凝血障碍，出现牙龈出血、皮下青紫、创面与术后出血等症状；维生素 K 参与骨钙代谢，有助于增加钙储留，还参与细胞的氧化还原过程和胃肠道消化，具有促进肠道蠕动等功能。

成人维生素 K 的推荐摄入量为 $80\mu g/d$。人体肠道细菌能够合成部分维生素 K，食物中维生素 K 分布很广，绿叶蔬菜含量最为丰富，其次是植物油和蛋黄、肉、鱼、乳等食物。

2. 水溶性维生素

水溶性维生素是易溶于水，不溶于脂类及有机溶剂的一类维生素，包括 B 族维生素（维生素 B_1、维生素 B_2、烟酸、泛酸、维生素 B_6、叶酸、生物素、维生素 B_{12} 等）和维生素 C。水溶性维生素在人体内没有纯粹的储存形态，也不容易储存，当储存量达到身体能够承受的最大饱和状态时，过剩的部分通过尿液排出，所以即使摄入量过多也不会产生蓄积中毒的现象，但缺乏症出现也较快。

（1）维生素 B_1　维生素 B_1 又称硫胺素，是最早被人们提纯的维生素。维生素 B_1 参与体内碳水化合物的能量代谢，以焦磷酸硫胺素（TPP）的形式作为羧化酶和转酮基酶的辅酶参与细胞内氧化反应，缺乏维生素 B_1 会造成体内丙酮酸堆积，降低能量供应及影响人体正常的生理功能；维生素 B_1 与体内胆碱酯酶活性有关，缺乏时会影响正常的神经传导，出现多发性神经炎、肌肉萎缩、水肿，甚至会影响内脏、心肌和脑组织神经功能；此外维生素 B_1 缺乏还对心脏功能、食欲、胃肠道蠕动及消化液分泌具有一定的影响。

长期食用碾磨过分精细的米和面容易导致维生素 B_1 摄取不足，出现维生素 B_1 缺乏症。维生素 B_1 缺乏症又称脚气病，成人脚气病主要表现为疲乏、冷漠、食欲差、恶心、烦躁、心电图异常等。依据典型症状可分为干性脚气病、湿性脚气病和混合性脚气病，干性脚气病主要为多发性神经炎，主要表现为脚趾麻木、肌肉酸胀疼痛，湿性脚气病以下肢水肿和心脏症状为主。婴儿脚气病初期表现为食欲不振、呕吐、兴奋、心跳快、呼吸急促和困难。

《中国居民膳食营养素参考摄入量（2023 版）》推荐成人维生素 B_1 的摄入量为男性 $1.4mg/d$，女性为 $1.2mg/d$。维生素 B_1 主要来源于谷类的谷皮、胚芽，豆类，坚果，干酵母，动物内脏，瘦肉和蛋黄，蔬菜及水果中含量不高。对谷类进行精细碾磨加工或烹调前过度淘洗会导致维生素 B_1 大量流失。

（2）维生素 B_2　维生素 B_2 又称核黄素（riboflavin），在自然界中主要以黄素单核苷酸（FMN）和黄素腺嘌呤二核苷酸（FAD）这两种辅酶的形式存在。

维生素 B_2 在人体内构成黄素酶的辅基，黄素酶在生物氧化和还原过程中起着传递氢的作用，参与组织的生物氧化与能量代谢，保证碳水化合物、蛋白质、核酸和脂肪的代谢正常进行，并促进生长，维持皮肤和黏膜的完整性；FMN 和 FAD 分别作为辅酶参与维生素 B_6

转变为磷酸吡哆醛、色氨酸转变为烟酸的过程；由维生素 B_2 形成的 FAD 作为谷胱甘肽还原酶的辅酶，被谷胱甘肽还原酶及其辅酶利用，参与体内的抗氧化防御系统；维生素 B_2 缺乏时，铁的吸收、储存和动员常会受到干扰，严重时可导致缺铁性贫血；此外还具有强化肝功能、调节肾上腺素的分泌、保护皮肤毛囊黏膜及皮脂腺的功能，维持细胞呼吸，维持视力，维持口腔及消化道黏膜的健康等功能。

维生素 B_2 缺乏症在人群中较常见，摄入不足、食物储存和处理不当、酗酒及胃肠道功能紊乱都会造成维生素 B_2 缺乏。机体缺乏维生素 B_2 早期表现为疲倦、乏力，继而出现眼、口腔和皮肤的非特异性炎症反应，长期缺乏维生素 B_2 还可导致儿童生长发育迟缓，轻、中度缺乏性贫血，妊娠期缺乏可导致胎儿骨骼畸形。

我国居民成人维生素 B_2 的推荐摄入量为男性 1.4mg/d，女性 1.2mg/d。维生素 B_2 主要摄入来源是动物性食物，如肝、肾、心等内脏含量非常丰富，其次是蛋黄、乳类；植物性食物含量相对较少，其中绿色蔬菜、豆类等植物性食品中的含量较高，谷物含量相对较少，特别是经过精加工的谷物。维生素 B_2 在碱性溶液中容易分解，对光线有很强的敏感性，因此，谷物食品在加工的过程中加碱，储存、运输中遭到强太阳光照射，都会造成维生素 B_2 的损失。

（3）维生素 B_3　维生素 B_3 即烟酸，又称尼克酸、维生素 PP、抗癞皮病因子等。维生素 B_3 的代谢产物是烟酰胺，通过烟酰胺成为辅酶Ⅰ和辅酶Ⅱ的组成成分，参与机体氧化还原的递氢过程，在能量代谢与利用，脂肪、蛋白质、碳水化合物的合成与分解，DNA 复制、修复和细胞分化等方面起着重要的作用；烟酸是葡萄糖耐量因子（GTF）的重要组分，具有增强胰岛素效能的作用，能够促进葡萄糖的利用和转化；大剂量的烟酸还能降低血液中甘油三酯、总胆固醇、β-脂蛋白的浓度，起到保护心血管的作用；此外对维持神经、消化系统及皮肤的正常功能具有重要作用。

维生素 B_3 缺乏可引起糙皮病。糙皮病前期症状主要是体重减轻、疲劳乏力、记忆力差、失眠等，不及时治疗，进一步发展将出现皮肤、消化系统、神经系统症状，其中皮肤症状最具特征性，裸露皮肤及易摩擦部位对称性出现似暴晒过度引起的灼伤、红肿、水泡及溃疡等，皮炎处皮肤会变厚、脱屑并发生色素沉着，也有因感染而糜烂，口、舌部症状表现为杨梅舌及口腔黏膜溃疡，常伴有疼痛和灼烧感；消化系统症状主要表现为食欲不振、恶心、呕吐、腹痛、腹泻等；神经症状可表现为失眠、乏力、抑郁、记忆力丧失，严重时甚至可出现幻觉、神志不清或痴呆症。烟酸缺乏常与维生素 B_1、维生素 B_2 的缺乏同时存在。

《中国居民膳食营养素参考摄入量（2023 版）》18～49 岁成人的推荐摄入量男性为 15mgNE/d，女性为 12mgNE/d，可耐受最高摄入量为 35mgNE/d。烟酸和烟酰胺是植物性食品中最常见的成分，而烟酸则是动物性食品中的主要成分。肝、肾、瘦畜肉、鱼、坚果中含有大量的烟酸、烟酰胺，牛乳和鸡蛋中的烟酸、烟酰胺含量不高，但其富含色氨酸，而色氨酸可以转化为烟酸。谷类中 80%~90% 的烟酸都存在于种皮之下，精加工对烟酸的影响很大。

（4）维生素 B_6　维生素 B_6 又称吡哆素，主要有吡哆醇（PN）、吡哆醛（PL）和吡哆胺（PM）三种衍生物，这三种物质都具有维生素 B_6 活性，并且它们在一定条件下可以相互转换，三者主要以磷酸酯的形式存在于体内。

维生素 B_6 主要以磷酸吡哆醛的形式作为辅酶参与近百种酶系的反应，与蛋白质、脂肪、糖类的代谢密切相关；维生素 B_6 是糖原磷酸化反应中磷酸化酶的辅助因子，能催化肌肉与肝脏中的糖原转化；维生素 B_6 参与抗体的形成、细胞的增长、DNA 的分裂、RNA 遗传物质的形成等。

维生素 B_6 缺乏会引起皮肤和神经系统出现病变，如眼、鼻、口等部位出现皮肤脂溢性湿疹，并伴有口腔炎和舌炎，个别出现易急、抑郁及人格改变等神经精神症状。缺乏维生素 B_6 还会引起体液免疫、细胞免疫功能障碍，迟发型过敏性反应减弱，从而引起高半胱氨酸血症和黄尿酸血症。儿童缺乏维生素 B_6 的影响比成人大，幼儿缺乏维生素 B_6 会出现烦躁、肌肉抽搐等症状，甚至会引起昏厥。

《中国居民膳食营养素参考摄入量（2023 版）》数据显示，18~30 岁成人的维生素 B_6 推荐摄入量为 1.4mg/d，可耐受最高摄入量为 60mg/d；50 岁以上成人推荐摄入量为 1.6mg/d，可耐受最高摄入量为 55mg/d。维生素 B_6 以坚果、鱼肉、禽肉含量最高，其次是豆类、蛋黄和动物肝脏，在果蔬中的含量很低。

（5）叶酸　叶酸又称维生素 M，自然界产生的叶酸主要是二氢叶酸和四氢叶酸，但是只有四氢叶酸进入人体内才具有生理功能。

叶酸在体内作为一碳单位的载体发挥着重要的生理作用，参与氨基酸的转化代谢、血红蛋白及甲基化合物的合成、嘌呤和胸腺嘧啶的合成。

叶酸缺乏症是叶酸缺乏引起的核酸和核蛋白代谢障碍，以生长缓慢、皮肤病变、巨幼红细胞性贫血、繁殖功能降低为主要临床特征的一种营养代谢病。叶酸缺乏症的主要症状为舌头红肿、贫血、消化不良、疲劳、头发变白、记忆力衰退。婴儿缺乏叶酸时会引起有核巨红细胞性贫血，孕妇缺乏叶酸时会引起巨红细胞性贫血。孕妇在怀孕早期如缺乏叶酸，容易导致胎儿出现以脊柱裂和无脑畸形为主的神经管畸形。

成人的叶酸推荐摄入量为 400μgDFE/d。DFE 也称作膳食叶酸当量，叶酸的推荐摄入量以膳食叶酸当量表示，DFE = ［膳食叶酸＋（1.7×合成叶酸）］（以 μg 计）。怀孕期间，需要在成人推荐摄入量的基础上再添加 200μgDFE/d，乳母推荐摄入量在成人基础上提高 150μgDFE/d，成人叶酸的 UL 值为 1000μgDFE/d。绿叶蔬菜、胡萝卜、动物肝脏、蛋黄、小麦胚芽、柑橘、香蕉、坚果等均是叶酸的主要来源，由于叶酸容易受到其他介质的影响，所以叶酸在加工过程中损失量超过 50%。在维生素 C 含量高的食品中，叶酸的流失则比较小。除膳食供给外，人体肠道细菌能合成部分叶酸。

（6）维生素 B_{12} 维生素 B_{12} 又称钴胺素、抗恶性贫血维生素，是目前仅有的一种含有金属的维生素，也是维生素中相对分子质量最大、结构最复杂的。

维生素 B_{12} 的主要作用是促进叶酸、甲硫氨酸的合成及利用；参与骨髓红细胞的生成，预防恶性贫血；预防脑神经受损，保持中枢及外周神经纤维功能的完整性。

维生素 B_{12} 的缺乏较少见，维生素 B_{12} 缺乏的主要原因为膳食中缺乏"内因子"（一种糖蛋白，维生素 B_{12} 需与其结合才能在回肠被吸收），以及其他慢性腹泻引起的吸收障碍。当人体缺少维生素 B_{12} 时，会出现一系列的症状，例如，巨幼红细胞贫血、神经系统损害、高同型半胱氨酸血症等，维生素 B_{12} 含量非常低时可能危及人的生命。

《中国居民膳食营养素参考摄入量（2023 版）》中，成人维生素 B_{12} 的推荐摄入量为 $2.4\mu g/d$，怀孕期增加 $0.5\mu g/d$，乳母增加 $0.8\mu g/d$。维生素 B_{12} 在自然界中的唯一来源是通过草食动物的瘤胃和肠道中的微生物作用合成，肉类、动物内脏、鱼、禽、贝类及蛋类，乳及乳制品均是维生素 B_{12} 的主要来源，植物中基本不含维生素 B_{12}。

（7）维生素 C 维生素 C 又称抗坏血酸，是一种羟基羧酸内酯，具烯二醇结构，有较强的还原性。维生素 C 有 D-抗坏血酸、D-异抗坏血酸、L-抗坏血酸和 L-脱氢抗坏血酸四种异构体，其中以 L-抗坏血酸生物活性最高，D-抗坏血酸无生物活性。

维生素 C 是一种强抗氧化剂，可直接与氧化剂作用，使氧化型谷胱甘肽还原为还原型谷胱甘肽，从而发挥一定的抗氧化作用，也可还原超氧化物、羟基、次氯酸以及其他活性氧化剂；作为羟化过程底物和酶的辅助因子，促进胶原蛋白抗体的形成，发挥一定的抗癌作用；酸性条件下将三价铁还原成二价铁，可在胃中形成一种酸性介质，防止不溶性钙、铁络合物的生成，促进钙铁吸收；还可将叶酸还原成有生物活性的四氢叶酸，防止发生巨幼红细胞贫血；参与类固醇的羟基化反应，促进胆固醇转变成胆酸，使高胆固醇血症患者的胆固醇含量下降。

如果维生素 C 在体内的储备不足 300mg，就会导致坏血病，早期症状表现为疲劳、倦怠、牙龈肿胀、出血、伤口愈合缓慢等，继而出现牙龈红肿、牙龈疼痛出血、皮下出血、易骨折等，进一步会引起贫血、大出血和心脏衰竭（严重时有猝死的危险），以及肌肉纤维衰退，包括心肌衰退。

《中国居民膳食营养素参考摄入量（2023 版）》建议成人维生素 C 的 RNI 值为 100mg/d，孕中晚期和哺乳期分别增加 15mg/d 和 50mg/d，成人维生素 C 的 UL 值为 2000mg/d。新鲜果蔬为维生素 C 的主要来源，其中叶菜类的含量比根茎类高，味道较酸的比味道较甜的含量高。维生素 C 含量较高的蔬菜主要包括辣椒、茼蒿、番茄、菠菜、韭菜等；维生素 C 含量较高的水果主要包括山楂、酸枣、鲜枣、猕猴桃、草莓、柑橘、柠檬等；另外，谷类、豆类、肉类等均含有少量的维生素 C。

七、水

水是人体含量最多的组成成分，是一种重要的营养素。它不仅是构成人体细胞的重要成分，还具有调节生理功能的作用。水是维持生命活动的最重要物质，人如果断食而只饮水尚可生存数周，但如果断水，则只能生存数日，一般断水 5~10d 即可危及生命。

人体每日对水的需要量与个体年龄、体重、气候以及体力活动等因素有关，年龄越大，其需求量相对减小；在剧烈运动之后，需求量会相对增加。一般情况下，机体每日摄水量和每日排水量大致持平，维持着水的动态平衡。一般正常人每日每千克体重需水量约为 40mL，即体重 60kg 的成人每天需水量约为 2400mL，《中国居民膳食营养素参考摄入量（2023 版）》的标准是在温和气候条件下，低强度身体活动水平的成人摄入量为 3000mL，包括食物中的水和饮水中的水。婴儿每千克体重的需求量为成人的 3~4 倍。

第二节　营养学相关概念

人体每天从食物中摄入的能量和各种营养素的量，以及各营养素的比例能满足人体在不同生理阶段、不同劳动环境及不同劳动强度下的需要，并使机体处于健康状态，这在营养学上被称为合理营养。因为各种不同的营养素在机体代谢过程中均有独特的功能，一般不能互相替代，因此在数量上要满足机体对各种营养素及能量的需要；另外，各种营养素彼此间有着密切的联系，起着相辅相成的作用，各种营养素之间有一个适宜的比例。

如果由于一种或一种以上营养素的缺乏或过剩所造成的机体健康异常或疾病状态称为营养不良，包括营养缺乏和营养过剩两种表现。营养素如果长期缺乏，就会阻碍人体生长发育，使生理代谢紊乱，从而导致生长或发育异常。反之，营养素如果长期摄入过剩，会增加心脏、肝脏、肌肉以及血管等器官的负担，引发肥胖、高血压、动脉粥样硬化等慢性疾病，同样对人体健康产生不利影响。

营养学中关于营养素的代谢、转化方面涉及很多专有概念，下面分别加以介绍。

一、能量

能量，又称为热量、热能，是人类生命活动的基础，对维持身体健康、生理机能和促进生长发育等具有不可替代的作用，人体必须不断从外界环境摄取食物以补充能量用于生命活动的各种过程。食物成分中的碳水化合物、脂肪、蛋白质是供应能量的主要成分，因此被称为产热营养素，实际上，三大产热营养素在人体内氧化供应的能量与体外完全氧化释放的能量存在差异，因为其在体内被消化吸收的过程及氧化终产物不同，能量往往不能全部释放用于供应人体需要。

营养学上通常采用千卡（kcal）或大卡作为能量单位，国际通用的能量单位是焦耳（J），换算关系为：1千卡（kcal）= 4184焦（J）。也可以用千焦（kJ）和兆焦（MJ）作为单位。1MJ = 10^3kJ = 10^6J。

人体每日能量消耗主要决定于基础代谢、体力活动和食物热效应三个方面。

1. 基础代谢

基础代谢能量消耗（basic energy expenditure，BEE）是维持人体最基本生命活动的能量，是指维持基础代谢状态所消耗的能量，即人体在环境安静、温度适宜（18~25℃）、消化系统处于静止状态（餐后12~14h）、无任何体力活动及紧张思维活动、全身肌肉松弛（清醒、静卧）条件下，用以维持体温、呼吸、心脏搏动、血液循环及某些腺体分泌的基本生理功能的能量消耗。人体每日能量消耗中基础代谢所消耗的能量占比最大，为60%~70%。基础代谢能量消耗不受精神紧张、肌肉活动、食物和环境温度等因素的影响，仅受人体体表面积、年龄、性别、外界气温条件等因素的影响。

基础代谢率（basal metabolic rate，BMR）是指机体处于基础代谢状态下，每小时每平方米体表面积（或每千克体重）基础代谢所消耗的能量，单位为kJ/（$m^2 \cdot h$）或kJ/（kg·h）。

基础代谢能量消耗的测定方法主要有以下几种：

（1）体表面积计算法

$$基础代谢能量消耗（kJ）= 体表面积（m^2）×基础代谢率×24（h） \tag{1-7}$$

体表面积计算法有适于欧洲、美国人的史蒂文森（Sentivenson）公式法和适合中国人的赵松山法。

① 史蒂文森（Sentivenson）公式法：

$$体表面积（m^2）= 0.0061×身高（cm）+0.0128×体重（kg）-0.1529$$

②赵松山法：

$$男子体表面积（m^2）= 0.00607×身高（cm）+0.0127×体重（kg）-0.0698$$
$$女子体表面积（m^2）= 0.00586×身高（cm）+0.0126×体重（kg）-0.0461$$
$$混合体表面积（m^2）= 0.00659×身高（cm）+0.0126×体重（kg）-0.1603$$

（2）体重估算法（世界卫生组织建议）　1985年，世界卫生组织（World Health Organization，WHO）通过对1.1万名不同性别、年龄、体型、身高、体重的健康个体测定得出一种简便的根据体重来估算基础代谢率的方法（表1-5），该方法简单方便，与体表面积（或包括身高）计算法无重大差别。但我国一些研究报告发现，用该计算公式算出的成人和儿童的基础代谢率要低于实测值，因此中国营养学会认为，在采用该计算公式算出结果的基础上加5%较为符合实际。

表1-5　按体重（m）估算基础代谢能量消耗的公式

年龄/岁	男				女			
	kcal/d	标准差	MJ/d	标准差	kcal/d	标准差	MJ/d	标准差
0~	$60.9m-54$	53	$0.2550m-0.226$	0.222	$61.0m-51$	61	$0.2550m-0.214$	0.255
3~	$22.7m+495$	62	$0.0949m+2.07$	0.259	$22.5m+499$	63	$0.9410m+2.09$	0.264
10~	$17.5m+651$	100	$0.0732m+2.72$	0.418	$12.2m+746$	117	$0.0510m+3.12$	0.489
18~	$15.3m+679$	151	$0.0640m+2.84$	0.632	$14.7m+496$	121	$0.0615m+2.08$	0.506
30~	$11.6m+879$	164	$0.0485m+3.67$	0.686	$8.7m+820$	108	$0.0364m+3.47$	0.452
>60	$13.5m+487$	148	$0.0565m+2.04$	0.619	$10.5m+596$	108	$0.0439m+2.49$	0.452

注：①m 表示体重，kg；
　　②标准差表示实测基础代谢率与估算值之间差别的标准差。
资料来源：引自 Technical Report Series，724，Geneva，WHO，1985。

（3）直接公式计算法　直接采用下面的多元回归方程式［式（1-8）、式（1-9）］进行计算。

基础代谢能量消耗（男）= 66.47+13.75×体重（kg）+5×身高（cm）-6.76×年龄（岁）　（1-8）

基础代谢能量消耗（女）= 655.10+9.56×体重（kg）+1.85×身高（cm）-4.68×年龄（岁）（1-9）

2. 体力活动

体力活动（physical activity）是指任何由骨骼肌收缩引起的导致能量消耗的身体活动。体力活动包括职业活动、社会活动、家务活动和休闲活动等，这部分能量消耗占机体总能量消耗的15%~30%，能量消耗的多少取决于活动频率、活动强度、活动方式、持续时间以及活动的环境条件等因素。个体总能量需要量因体力活动的不同引起的差异较大。因此，体力活动所消耗的能量也是人体控制能量消耗、维持能量平衡最重要的部分。

体力活动水平（physical activity level，PAL）主要受肌肉量、体重和工作熟练程度等影响，肌肉越发达者，活动时能量消耗越大；体重越重者，做相同活动所消耗的能量越多；工作越不熟练者，消耗能量越多。体力活动水平中的体力劳动能量消耗还受劳动强度的影响，2004 年，联合国粮食及农业组织（FAO）和 WHO 等机构发表报告认为，成人可长期维持的 PAL 在 1.40~2.40，PAL 达到 1.40 才能维持基本的自由生活，包括吃饭、个人护理、短距离的行走等，而 PAL>2.40 的高身体活动水平，实际上是不可能长期维持的。这个观点被相关国际组织和多数国家认可，在制定 PAL 时基本在这个范围内（表1-6）。

表1-6　不同国际组织和国家成人 PAL 分级推荐

国家/国际组织	年龄/岁	PAL 分级		
		低强度	中等强度	高强度
FAO/WHO	≥19	1.40~1.69	1.70~1.99	2.00~2.40
北欧	18~74	1.40	1.60	1.80

续表

国家/国际组织	年龄/岁	PAL 分级		
		低强度	中等强度	高强度
英国	≥18	1.49	1.63	1.78
日本	18~64	1.50	1.75	2.00
	65~74	1.45	1.70	1.95
	75~	1.40	1.65	

资料来源:《中国居民膳食营养素参考摄入量(2023 版)》。

中国营养学会根据国际经验和中国人体力活动实际情况,并参考了不同人群水分代谢测定和呼吸代谢测定情况,给出了不同职业人群的 PAL,总结见表1-7。

表1-7 不同职业人群的 PAL

活动级别	职业工作时间分配	工作内容举例	PAL	
			男	女
轻	75%时间坐或站立,25%时间站着活动	办公室工作、维修电器钟表等、店员售货、一般实验操作、讲课等	1.45	1.46
中等	40%时间坐或站立,60%时间特殊职业活动	学生日常活动、驾驶机动车、电工安装、车床操作、金属切削等	1.78	1.64
重	25%时间坐或站立,75%时间特殊职业活动	非机械化农业劳动、炼钢、体育运动、装卸、伐木、采矿等	2.10	1.82

注:平均耗能以 24h 的基础代谢率倍数表示。

《中国居民膳食营养素参考摄入量(2023 版)》根据 70 名研究对象(男性和女性各 35 人),其中排除体质指数(body mass index,BMI)<18.5kg/m² 的过瘦人群和 BMI≥24.0kg/m² 的过胖人群的统计结果,测得的 PAL 均值为(1.70±0.30)。为了保持健康体重,建议个体的 PAL 维持在 1.70 及以上。低强度身体活动水平的人,每日进行 50~100min 中等强度到高强度身体活动,即可达到 PAL=1.70。

3. 食物热效应

食物热效应(thermic effect of food,TEF)又称食物特殊动力作用(specific dynamic action,SDA),是指因摄食而引起的额外的能量消耗,使得机体向外界或环境散失的热量比进食前有增加的现象。

三大产热营养素所含能量必须转变为三磷酸腺苷(adenosine triphosphate,ATP)或其他高能磷酸键后才能做功,但葡萄糖、脂肪只有 38%~40%的能量可转化为 ATP;蛋白质则只有 32%~34% 的能量可转化为 ATP，剩余能量以热的形式向外发散。

食物特殊动力作用主要受摄食量、进食速度和所摄食物的营养组分等影响。摄食量和进食速度与能量消耗呈正相关，其中进食快时人的中枢神经系统更活跃，激素和酶的分泌速度快、分泌量更多，吸收和储存的速率更高，其能量消耗也相对更多。各种营养素中，一般来说额外增加的能量消耗脂肪为 4%~5%，碳水化合物为 5%~6%，蛋白质为 30%~40%，混合膳食的能量代谢约占总能量的 10%。此外，一些特殊的食物成分，如辣椒、胡椒等，也具有很强的食物特殊动力作用。食物热效应在进食后不久会出现，2h 达到最高点，3~4h 恢复正常。

二、能量消耗测定

人体能量摄入与消耗是否平衡对健康的影响极大。能量不平衡则意味着能量摄入不足或能量摄入过剩，长期能量摄入不足，则会动用机体储存的糖原、脂肪和蛋白质，发生蛋白质-能量营养不良，临床主要表现为消瘦、贫血、神经衰弱、皮肤干燥、脉搏缓慢、工作能力下降、体温低、抵抗力低，儿童出现生长停滞等；长期能量摄入过多，则会造成人体超重或肥胖、血糖升高、脂肪沉积、肝脂增加、肝功能下降，过度肥胖还会造成肺功能下降，易导致组织缺氧。肥胖并发症主要有脂肪肝、糖尿病、高血压、胆结石、心脑血管疾病及某些癌症。

人体能量消耗指人体活动时消耗体内能量的过程，即能量代谢的过程。常用指标为能量代谢率。人处于不活动或活动前状态时的能量代谢与从事特定活动时的能量代谢存在着极大的差值，因此，需要对不同状态下人体的能量消耗量进行测定。能量消耗的测定方法可根据人体的呼吸、代谢与产热情况直接或间接加以测定。

1. 直接测热法

直接测热法是直接测定人体在某一时间内向外散失的热量获得能量消耗值，该方法是测定能量消耗最精确的方法。此法是将受试者关闭在不易传热且可调节压力恒定的直接量热器内，对人体整个能量代谢过程中涉及的人体辐射、传导、对流及蒸发 4 个方面的所有热量进行测量。量热器的量热室是一个顶部带有铜管的铜板室，铜管内装有可流动的冷水以吸收热量维持室内温度恒定，量热室外部用锌板和木板包围，不同板材间各隔一层空气以保证起到与外界隔热的效果。在压力调节方面，分别用氢氧化钾及浓硫酸吸收呼吸作用所产生的二氧化碳和水，用气泵管道系统补齐消耗氧所产生的压力损失等维持室内压力的恒定。通过准确测量一定时间内流过铜管的水量和水温变化，同时通过浓硫酸吸收的水量计算不感蒸发量中的热量，从而计算受试者释放出的总能量。

2. 间接测热法

（1）气体代谢法　机体主要利用碳水化合物、脂肪、蛋白质三种营养素通过固定的呼吸代谢作用产生能量，如氧化 1mol 葡萄糖，需要 6mol O_2，同时产生 6mol CO_2、6mol H_2O 和一定的能量，并且不管反应条件差异有多大，这种定比关系不变。因此，通过测定人体代谢过程中的氧气消耗量即可推算出人体的能量消耗量。碳水化合物、脂肪、蛋白质三种营养素代谢过程中的 CO_2 产量与 O_2 消耗量的比值（即呼吸商）不同，分别为 1.0、0.7 和 0.8。正常情况下，人体主要以碳水化合物和脂肪供能，蛋白质供能可忽略不计，因此，在混合膳食下，可根据一段时间代谢过程中的 CO_2 产量与 O_2 消耗量计算出非蛋白质呼吸商，在"不同呼吸商下氧的能值表"中查得氧的能值，再乘以耗氧量即可得到该时间段的能量消耗量。

（2）双标记水法 基本方法是使受试者摄入少量（如婴儿剂量 0.3g/kg）的含有两种标记放射性核素的双标水（^2H_2O 和 $H_2^{18}O$），当机体中 ^2H 和 ^{18}O 达到平衡后参与 H_2O 代谢和 CO_2 代谢，用同位素质谱仪测定尿样 ^2H 和 ^{18}O 的丰度后求得相应速率常数，计算出 CO_2 生产率、得到 CO_2 产量，据此计算出单位时间内平均能量消耗量。

（3）行为观察法 将受试者 24h 内生活和工作中各种活动及其持续的时间等详细记录，结合"日常活动能量消耗表"和受试者体表面积，计算出 24h 的能量消耗量。

（4）能量平衡法 根据能量消耗量与能量摄入量间的变化及体重的变化进行计算。

体重稳定： 能量消耗量（MJ）= 能量摄入量（MJ） (1-10)

体重增加：能量消耗量（MJ）= 能量摄入量（MJ）−平均体重增加量（kg）×29MJ/调查天数（d） (1-11)

体重减少：能量消耗量（MJ）= 能量摄入量（MJ）+平均体重减少量（kg）×29MJ/调查天数（d） (1-12)

三、能量需要量

人体的能量来源主要是食物中三大产热营养素：碳水化合物、脂类和蛋白质。这三类营养素普遍存在于粮谷类、薯类、油脂类、肉类、蔬菜类、水果类和坚果类等各种食物中。每克碳水化合物、脂肪、蛋白质在体内氧化所产生的热能值称为热能系数（或能量系数），营养学上碳水化合物、脂肪和蛋白质的热能系数分别为 16.7kJ（4.0kcal）、37.6kJ（9.0kcal）和 16.7kJ（4.0kcal）。

能量需要量是指能长期保持良好的健康状况，具有良好的体型、机体构成和活动水平的个体达到能量平衡，并能满足其维持从事生产劳动和社会活动所必需的能量摄入量。孕妇或乳母的能量需要量还包括组织生长和乳汁分泌的能量储备需要。对于各个年龄组人群，应尽可能从实际测量的或合理估计的能量消耗量来确定能量需要量。满足人体能量需要量对保持良好的健康状况和活动水平，以及胜任必要的经济和社会活动具有重要的作用。

由于能量测定十分困难，WHO 采用了"要因加算法"引入体力活动水平（PAL）来估算成人的能量需要量，计算公式为：

$$能量需要量=基础代谢率（BMR）×体力活动水平（PAL）\qquad(1-13)$$

其中，成人的 PAL 可由表1-8查得。

表1-8　成人不同活动强度 PAL 值

活动强度	PAL 值
轻	1.40
中	1.70
重	2.00

能量需要量可看作能量推荐摄入量，根据式（1-13）可推算出中国居民成人膳食能量推荐摄入量。

为了满足不同性别、年龄、活动强度居民的需求，中国营养学会在2023年面向中国居民发布了《中国居民膳食能量需要量（EER）》（表1-9），可为我国居民的能量摄入提供重要参考。

表1-9　中国居民膳食能量需要量（EER）　　　　单位：kcal/d

年龄/岁或生理状况	轻体力活动水平		中体力活动水平		重体力活动水平	
	男	女	男	女	男	女
0~	—	—	90kcal/（kg·d）	90kcal/（kg·d）	—	—
0.5~	—	—	75kcal/（kg·d）	75kcal/（kg·d）	—	—
1~	—	—	900	800	—	—
2~	—	—	1100	1000	—	—
3~	—	—	1250	1150	—	—
4~	—	—	1300	1250	—	—
5~	—	—	1400	1300	—	—
6~	1400	1300	1600	1450	1800	1650
7~	1500	1350	1700	1550	1900	1750
8~	1600	1450	1850	1700	2100	1900
9~	1700	1550	1950	1800	2200	2000
10~	1800	1650	2050	1900	2300	2100
12~	2300	1950	2600	2200	2900	2450
15~	2600	2100	2950	2350	3300	2650

续表

年龄/岁或生理状况	轻体力活动水平		中体力活动水平		重体力活动水平	
	男	女	男	女	男	女
18~	2150	1700	2550	2100	3000	2400
30~	2050	1700	2500	2050	2800	2350
50~	1950	1600	2400	1950	—	—
65~	1900	1550	2300	1850	—	—
75~	1800	1500	2200	1750	—	—
孕妇（1~12周）	—	+0	—	+0	—	+0
孕妇（13~27周）	—	+250	—	+250	—	+250
孕妇（≥28周）	—	+400	—	+400	—	+400
乳母	—	+400	—	+400	—	+400

注："—"表示未制定参考值；"+"表示在相应年龄阶段的成年女性需要量基础上增加的需要量。

四、膳食营养素参考摄入量

为了科学地指导人们合理获取均衡的膳食营养，衡量人群的营养状况，为食品生产、加工和调配以及人群的营养教育提供基础数据，需要了解和制定膳食营养素的供给量和需要量。

1. 营养素供给量

膳食营养素供给量（recommended dietary allowance，RDA）也称膳食营养供给量建议或营养素供给量标准，是由各国政府或营养权威学术团体根据营养科学的发展，结合具体情况向人们提出的一日膳食中应含有的热能和各种营养素种类、数量的建议。

RDA 最早表示"每日膳食中营养素供给量"，用它来表达建议的营养素摄入水平。供给量是针对群体而言，为确保满足群体中绝大多数个体需要而提出的一个较安全的数量，以预防营养缺乏为主。随着科学研究和社会实践的发展，膳食模式改变会出现一些慢性疾病高发的问题，对营养素的摄入标准便提出了新的要求，所以 RDA 已不适应现在的需要。

2. 营养素需要量

营养素需要量（nutritional requirement）是指个体对某种营养素的需要量是机体为了维持适宜的营养状况在一段时间内平均每天必需"获得的"该营养素的最低量。适宜的营养状况就是指机体处于良好的健康状态并且能够维持这种状态。

这里所用的"获得的"营养素量可能是指由食物中摄入的营养素量，也可能是指机体实际吸收的营养素量。前者称为"膳食需要量"，后者称为"生理需要量"。

有些营养素的吸收率很高（如维生素 A、维生素 C 等），通常可以吸收膳食摄入量的 80%~90%，所以在实际应用中就没有必要区分是需要摄入的量还是需要吸收的量，统称为"需要量"，但是另外一些吸收率很低的营养素，如铁必须由膳食摄入的量远高于机体需要吸收的量才能达到生理需要量，所以在讨论需要量时就必须明确是需要摄入的量还是需要吸收的量。

另外，"良好的健康状态"可以有不同的标准，当组织中储存的营养素已经耗尽而仍得不到外界的补充，机体就可能出现临床上可察知的功能损害，例如，血液生物学指标的改变，若进一步缺乏，就会出现营养缺乏病。因而考虑的健康角度不同，机体对某种营养素的需要量可以不同。

确定某一人群对特定营养素的需要量，首先必须了解该群体中个体需要量的分布状态。如果资料充足，应尽可能以"平均需要量±标准差"来表示，但是由于生物学方面的差异，通常人群的需要量是由个体需要量的分布概率来表达，而且这些分布状态前期调查了解不够，所以用人群营养素需要量的准确表述通常是很困难的。

3. 膳食营养素参考摄入量

膳食营养素参考摄入量（dietary reference intakes，DRIs）是在 RDA 基础上发展起来的一组每日平均膳食营养素摄入量的参考值，用以评价膳食营养素供给量能否满足人体需要，是否存在过量摄入风险以及有利于预防某些慢性非传染性疾病的一组参考值。它包括了平均需要量（EAR）、推荐摄入量（RNI）、适宜摄入量（AI）、可耐受最高摄入量（UL）四项内容，DRIs 各参数的含义见图 1-1。

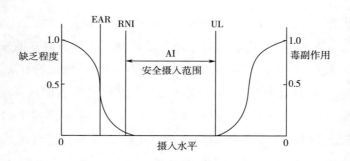

图 1-1　膳食营养素参考摄入量的各参数

（1）平均需要量（estimated average requirement，EAR）　某一特定性别、年龄及生理状况群体中对营养素需要量的平均值，即这一摄入量能满足特定群体中 50% 的人的需求。EAR 是制定 RDA 的基础，用于评价和计划特定的人群膳食营养摄入量。

（2）推荐营养素摄入量（recommended nutrient intake，RNI）　相当于传统的 RDA，是可以满足某一特定性别、年龄及生理状况群体中绝大多数（97%~98%）个体需要量的摄入水平。如果长期摄入 RNI 水平的营养素，可以满足身体对该营养素的需要，保持健康和维持组织中有适当的储备。RNI 的主要用途是作为个体每日摄入该营养素的目标值。

RNI 是以 EAR 为基础制定的。如果个体摄入量呈常态分布，已知 EAR 的标准差，则 RNI 定为 EAR 加 2 个标准差（即 RNI = EAR+2SD）。如果人群需要量的资料不清楚，关于需要量变异的资料不够充分，不能计算 SD 时，一般设 EAR 的变异系数为 10%，即 SD = 0.1EAR，则 RNI = 1.2×EAR。RNI 是健康个体的膳食营养素摄入量目标，个体摄入量低于 RNI 时并不一定表明该个体未达到适宜营养状态。如果某个体的平均摄入量达到或超过了 RNI，可以认为该个体没有摄入不足的风险。

（3）适宜摄入量（adequate intake，AI）　是通过观察或实验获得的健康人群某种营养素的摄入量。例如，连续调查足月的健康婴儿营养情况，如果纯母乳喂养从出生到 4~6 个月，他们的营养素全部来自母乳，母乳中供给的各种营养素量就是他们的 AI 值。AI 应能满足目标人群中几乎所有个体的需要。AI 是当某种营养素的个体需要量研究资料不足，没有办法计算出 EAR，不能求得 RNI 时所采用的每日推荐摄入量水平，其准确性远不如 RNI，可能高于 RNI。

AI 是基于对健康人群所进行的观察或实验研究，而得出的具有预防各种慢性疾病功能的摄入水平。在缺乏肯定的资料作为 EAR 和 RNI 的基础时，AI 可以作为营养素供给目标。AI 不仅考虑了预防营养素缺乏的情况，也纳入了减少某些疾病风险的概念。

（4）可耐受最高摄入量（tolerable upper intake level，UL）　是平均每日可摄入某营养素的最高限量，长期超过此值可能引起毒副作用。当摄入量超过 UL 而进一步增加时，发生毒副作用的危险性会增加。对许多营养素来说，当前还没有足够的资料来制定他们的 UL，所以没有 UL 并不意味着过多摄入这些营养素没有潜在的危险。

当某种营养素的日常摄入量极低时，随机个体摄入不足的概率为 1.0，也就是说如果一个人在一定时间内不摄入该种营养素就会发生营养缺乏病；"安全摄入量"并不表示有什么风险，但若继续增加，达到某一值时就有可能开始出现摄入过多的特征，这一点可能就是该营养素的可耐受最高摄入量（UL）。FAO/WHO 专家委员会把 RNI 和 UL 之间的区间称为"安全摄入范围（safe range of intake）"，日常摄入量保持在这一范围内，发生缺乏和中毒的风险都很小。摄入量超过安全摄入范围而继续增加，则产生毒副作用的概率随之增加，理论上可以达到某一水平，机体出现毒副作用的概率等于 1.0，即一定会或全体都会发生中毒。在自然膳食条件下这种情况是不可能发生的，但为了避免摄入不足或摄入过多的风险，应当努力把营养素的摄入量控制在安全摄入范围之内。

为了便于科技人员对我国居民群体或个体进行膳食营养评价和计划，也方便管理者制定国家食物营养发展规划和为营养相关标准提供科学依据，中国营养学会组织编写了《中国居民膳食营养素参考摄入量（2023 版）》一书，对我国不同年龄人群特别是婴幼儿和老年人的能量、宏量营养素、维生素、矿物质等营养素推荐摄入量进行了介绍，该 DRIs 通常适用于正常标准体重的人群，特殊情况下的摄入量还需要结合具体情况进行折算。

第三节　平衡膳食与膳食指南

　　平衡膳食、合理营养是减少疾病、维持健康的有效手段，因此，科学地分析不同人群的膳食营养情况将有助于合理指导人群膳食消费，提高公众的健康水平。

　　平衡膳食是指能满足合理营养要求的膳食，从食物中摄入人体的能量和营养素在一个动态过程中，能为机体提供一个合适的量，避免出现某些营养素的缺乏或过多而引起机体对营养素需要和利用的不平衡。

一、合理营养的基本要求

　　1. 食物本身应无毒害，不含有毒物质及致病微生物

　　营养价值再高的食物如果含有毒物质和致病微生物都会对人体产生危害或引起食物中毒，所以食物本身无毒害应是合理膳食的基本条件。

　　2. 能保证用膳者必需的能量和各种营养素

　　这是从量上要求膳食中各种营养素和能量应能保证满足用膳者的要求，具体参照营养素每日推荐摄入量。

　　3. 摄取的食物应保持各种营养素之间的平衡

　　人类食物中的各种营养素相互间应保持一种平衡性才能充分发挥各种营养素的功能，保证人体处于一种良好的健康状态。

　　（1）能量与维生素的平衡　各种水溶性维生素在能量代谢中发挥重要作用，所以膳食中能量摄入和维生素间就应保持平衡。当能量摄入较高时，对水溶性维生素的需要量也会增加。如在制定维生素 B_1、维生素 B_2、维生素 B_3 的膳食推荐量时，要考虑能量的摄入量，维生素 B_1 和维生素 B_2 以 0.5mg/1000kcal 能量考虑，而维生素 B_3 以 5mg/1000kcal 能量考虑，实际上各国所制定的 DRIs 大致是符合这个比例的。

　　（2）三大热能营养素之间的比例　营养学上比较强调的关于三大热能营养素的供能比例问题，也反映了各种营养素间的平衡问题，膳食中蛋白质、脂肪和碳水化合物的供给保持合适比例，相互间保持一种平衡状态，才能保证三者间合适的供能比例。根据我国居民的膳食特点，普通成人三大热能营养素合适的供能比例为脂肪提供能量占总能量的 20% ~ 30%，蛋白质 10% ~ 12%，碳水化合物 55% ~ 65%。

　　（3）必需氨基酸之间的平衡　我们日常所摄入的混合膳食中必需氨基酸的比例，决定了该混合膳食的氨基酸模式，也就决定了膳食向人体提供的蛋白质在机体内的利用程度，也影响人体的蛋白质营养状况。膳食中必需氨基酸的合适比例，应参照合理的氨基酸模式，并合理安排膳食使混合膳食的比例趋向合理。

（4）无机元素之间的平衡　无机元素中锌与铁、铜，钙与铁、镁，钠与钾等之间要保持平衡。在日常的饮食中不能片面摄入或补充某一种无机元素，以避免造成无机元素之间的失衡。

（5）脂肪酸之间的平衡　饱和脂肪酸、单不饱和脂肪酸以及多不饱和脂肪酸在体内都有各自的功能，尤其近年来特别重视单不饱和脂肪酸和多不饱和脂肪酸与心脑血管疾病的关系研究。然而不饱和脂肪酸的摄入并非越多越好，饱和脂肪酸、单不饱和脂肪酸、多不饱和脂肪酸之间应保持平衡。20 世纪 50 年代，有专家建议膳食中不饱和脂肪酸与饱和脂肪酸的比值应大于 1，之后世界卫生组织（WHO）、联合国粮食及农业组织（FAO）以及美国心脏病协会（AHA）均建议，在膳食总脂肪供能降低至 30% 的前提下，膳食饱和脂肪酸、单不饱和脂肪酸、多不饱和脂肪酸供能分别为 10%（即 1∶1∶1）。随后的 30 多年间，先后有不同比值提出，如美国心脏病协会提出，在膳食总脂肪占总能量比值安全的前提下，允许单不饱和脂肪酸摄入占总能量的 15%～16%，即饱和脂肪酸、单不饱和脂肪酸、多不饱和脂肪酸供能比为 10%、15% 和 10%（1∶1.5∶1）；日本有专家建议膳食中三种脂肪酸的构成比为 1∶1.6∶1。但迄今为止，膳食总脂肪供能为 30%，其中饱和脂肪酸、单不饱和脂肪酸、多不饱和脂肪酸供能分别为 10%（即 1∶1∶1），这一比值仍是目前世界上最权威的推荐值。应强调的是，1∶1∶1 的比例是包括食用油在内的所有膳食脂肪，人除了吃油以外还会吃鱼、肉、蔬菜等，如果把食用油中的饱和脂肪酸配成该比例的话，加上人食用的其他食品，人体中的饱和脂肪酸就可能过量。

（6）无机盐与维生素的平衡　钙与维生素 D、铁与维生素 C 及维生素 B_2、维生素 A 之间应保持平衡。

（7）维生素之间的平衡　某种维生素在另一种维生素的代谢和应用中发挥重要作用，膳食中也应保持平衡，以同时满足机体的需要。

4. 合理加工烹调

食物的合理加工烹调，能避免营养素损失，提高消化吸收率，并使其具有良好的色、香、味、形，食物多样化，促进食欲，满足饱腹感。各种食物中所含营养素的数量，一般是指烹调前的含量，大多数食物由于经过加工、烹调和贮藏，会损失一部分营养成分，因此不但要认真选择食物，还要进行科学合理的保存、加工和烹调，以最大限度地保留食物中的营养素。科学烹饪是保证食品色、香、味和营养的重要环节，食品加工过程中会发生一系列的物理、化学变化，有的变化能增进食品的色、香、味，使之容易消化吸收，提高食物中营养素的利用率；而有的变化则会使某些营养素丢失或被破坏。所以在烹调加工时，一方面要利用加工过程的有利因素达到提高营养、促进消化吸收的目的；另一方面也要尽量控制不利因素，以减少营养素的损失。

5. 合理的膳食制度和良好的饮食习惯

膳食制度是指把全天的食物定时、定质、定量地分配给食用者的一种制度。在人的一天生活中，工作、学习、劳动和休息的安排是不一致的，而不同的时间人体所需的热能和各种营养素也不完全相同。所以针对食用者的生活、工作情况，规定适合食用者生理需要的膳食制度是非常重要的。建立合理的膳食制度，能充分发挥食物对人体的有益作用，促进工作及劳动能力，有益人体健康。如果膳食制度不合理，一日餐次过多或过少，都会造成消化功能紊乱，直接影响劳动效率和健康。合理膳食制度主要包括餐次和食物的分配，每日餐次不能太少也不宜太多。一日进餐几次，各餐的质与量应该如何分配等，可本着以下原则进行确定：①使食用者在吃饭前不发生强烈的饥饿感，而在吃饭时又有正常的食欲；②使所摄取的营养素能被身体充分吸收和利用；③满足食用者生理和劳动的需要，保证健康的生活和工作；④尽量适应食用者的工作制度，以利于生产和工作。

根据我国人民通常的工作、学习制度和习惯，一日进食三餐，两餐间隔5~6h是比较合理的。

一日食物的分配应该与工作、休息时间相适应，高蛋白食物应在工作前摄取，不应睡眠前摄取，因为蛋白质能够提高代谢和较难消化，会影响睡眠。三餐能量的合理分配是：早餐占25%~30%，蛋白质、脂肪食物应多一些，以便满足上午工作的需要。我国有些地区的早餐分配偏低，有的仅占全日总能量的10%~15%，这与上午工作能量消耗是很不匹配的；午餐占40%，碳水化合物、蛋白质和脂肪的供给均应增加，因为既补偿饭前的能量消耗，又贮备饭后工作的需要，所以在全天各餐中应占能量最多；晚餐占30%~35%，多供给含碳水化合物多的食物，可多吃些谷类、蔬菜和易于消化的食物，少吃富含蛋白质、脂肪和较难消化的食物。

二、合理营养的特点

从现代营养学的观点来看，合理营养应具有五大特点。

1. 充分性

充分性即食物必须提供足量的各种必需营养素和能量，每一种营养素都可以用来说明饮食充分性的重要性。以人们熟悉的铁为例，铁是人体必需的营养素，必须不断补充，唯一的方法就是食用含铁的食物。一些食物富含铁，而另一些含铁量很少。肉类、鱼类、家禽和豆类含铁量都很丰富，获取铁的简单方法就是常食用这类食物。

2. 平衡性

食物不应过分强调某一种营养素或某类食物而忽略了其他营养素或食物，不能因补充某种营养素的某类食物，而忽略富含其他营养素的食物的供给。以钙为例，大多数含铁量丰富的食物含钙量都很少。钙的最佳食物来源是乳和乳制品，而它们却恰恰含铁量极少。如果摄入太多富含钙的食物，可能会把含铁量高的食物排挤在外。很少见到哪一种食物同时富含钙和铁这两种营养素，要保证从食物中摄取的维持身体健康所需的各种营养素的量合适，是一项相当需要技巧的复杂工作。

在日常膳食安排中，平衡性应包括主食和副食的平衡、酸性食物与碱性食物的平衡、杂粮与精粮的平衡、荤素的平衡、干稀的平衡等以保证营养合理。

3. 能量均衡性

应控制食物应提供维持正常体重所需的能量，不能过多也不能过少；能量的摄入量不应该超过能量的需求量。俗称的"热量控制"是保证从食物中摄取的能量与活动中所消耗的能量平衡，从而控制身体中脂肪含量和体重。

4. 适度性

为了健康，某些食物成分的摄入，如脂肪、胆固醇、蔗糖和盐，都应该受到控制，适度性是指没有从食物中摄入过多的必需营养素如脂肪、盐、糖或其他不需要的成分；健康膳食中脂肪的推荐摄入量不宜超过总能量摄入的 30%，但并不是说永远不能享受一块美味的牛排或是红烧肉，其实这是一种误解，适度才是关键，而并非戒绝。适度也意味着需要限制，即便对有益的食物成分也是如此。例如，食物中一定量的膳食纤维对消化系统有好处，但膳食纤维太多会导致营养素的丢失。

5. 多样性

每日的食物选择应该多样化，只有保持食物的多样性，才能保证摄入人体所需的各种营养素。保持食物多样性还可以增加情趣——尝试新的食物能够给人们带来快乐。

应该指出的是，合理营养、平衡膳食是当今营养界推行的一种人类的理想膳食模式，要想完全达到是很难的，但我们应加大营养学知识的宣传，提高营养学知识的普及，使人们在掌握营养学科普知识的基础上合理安排膳食，使人类的膳食模式向平衡膳食迈进，或逐步缩小两者间的距离。

三、膳食指南

膳食指南（dietary guideline，DG）是指各国根据营养学原则并结合国情，用以教育人民群众采用平衡膳食，达到合理营养、促进健康为目的的指导性意见。膳食指南与中国居民膳食营养素参考摄入量一样，根据食物生产供应及我国居民实际生活情况随时由权威部门进行修订和调整，将营养科学及理论转化成可操作的"指南"的形式，便于人们接受和采用。

早期的膳食推荐摄入量和膳食指南合在一起，旨在帮助人们做出科学的食物选择，合理搭配膳食，以维持和促进健康，预防和减少营养相关疾病的发生。直到 20 世纪 30 年代才逐渐分开。1935 年制订的"欧美人的饮食标准"被视为发展这一科学领域的标志。能量及各种营养素需要量的研究进展是制订膳食营养素参考摄入量的主要科学依据，不同的国家、不同的时期、不同的社会需求也丰富和推动了这一领域的发展。膳食指南作为科学共识和指导，可直接或间接地指导健康教育工作者、政策的制定者等开展相关工作；可作为国家或地区发展食物生产及规划的依据，从而满足国家健康和食物生产策略，指导居民食物消费；作为公众营养健康信息传播之源，引导居民合理选择食物、促进健康。随着营养科学的快速发展和对疾病健康认识的不断深入，人类膳食营养标准经历了漫长的发展历程，20 世纪 40—80 年代，许多国家根据各自的具体情况和需要制订了相应的推荐膳食营养素供给量（recommended dietary allowances，RDAs），对指导发展食物生产，保障人类健康起到了不可低估的作用。

《中国居民膳食指南》是将现有的膳食营养与健康的证据研究转化为以食物为基础的平衡膳食的指导性文件，中国营养学会于 1989 年制定了我国第一个膳食指南，之后结合中国居民膳食和营养摄入情况，营养素需求和营养理论的知识更新，先后于 1997 年、2007 年和 2016 年对《中国居民膳食指南》进行了三次修订。为保证《中国居民膳食指南》的时效性和科学性，使其真正契合不断发展变化的我国居民营养健康需求，2020 年 6 月经中国营养学会常务理事会研究决定，依据国务院相关文件要求和"健康中国 2030"建设的需要而开展对 2016 版中国居民膳食指南的修订工作，并于 2022 年 5 月正式发布了《中国居民膳食指南（2022）》。

均衡营养、平衡膳食是中国居民膳食指南理论的基础和核心，2022 版指南以循证营养学为手段，以科学证据为指引，充分考虑公共政策发展趋势，以满足人民健康发展的需要。新指南遴选了 8 条基本准则，作为 2 岁以上健康人群合理膳食的必须遵循原则，强调了膳食模式、饮食卫生、三餐规律、饮水和食品选购、烹饪的实践能力。这 8 条基本准则分别是：

准则一　食物多样，合理搭配

（1）坚持谷类为主的平衡膳食模式。

（2）每天的膳食应包括谷薯类、蔬菜水果、畜禽鱼蛋乳和豆类食物。

（3）平均每天摄入 12 种以上食物，每周 25 种以上，合理搭配。

（4）每天摄入谷类食物 200～300g，其中包含全谷物和杂豆类 50～150g；薯类 50～100g。

准则二　吃动平衡，健康体重

（1）各年龄段人群都应天天进行身体活动，保持健康体重。

（2）食不过量，保持能量平衡。

（3）坚持日常身体活动，每周至少进行 5d 中等强度身体活动，累计 150min 以上；主动身体活动最好每天 6000 步。

（4）鼓励适当进行高强度有氧运动，加强抗阻运动，每周 2~3d。

（5）减少久坐时间，每小时起来动一动。

准则三　多吃蔬果、乳类、全谷、大豆

（1）蔬菜水果、全谷物和乳制品是平衡膳食的重要组成部分。

（2）餐餐有蔬菜，保证每天摄入不少于 300g 的新鲜蔬菜，深色蔬菜应占 1/2。

（3）天天吃水果，保证每天摄入 200~350g 的新鲜水果，果汁不能代替鲜果。

（4）吃各种各样的乳制品，摄入量相当于每天 300mL 以上液态乳。

（5）经常吃全谷物、大豆制品，适量吃坚果。

准则四　适量吃鱼、禽、蛋、瘦肉

（1）鱼、禽、蛋类和瘦肉摄入要适量，平均每天 120~200g。

（2）每周最好吃鱼 2 次或 300~500g，蛋类 300~350g，畜禽肉 300~500g。

（3）少吃深加工肉制品。

（4）鸡蛋营养丰富，吃鸡蛋不弃蛋黄。

（5）优先选择鱼，少吃肥肉、烟熏和腌制肉制品。

准则五　少盐少油，控糖限酒

（1）培养清淡饮食习惯，少吃高盐和油炸食品。成人每天摄入食盐不超过 5g，烹调油 25~30g。

（2）控制添加糖的摄入量，每天不超过 50g，最好控制在 25g 以下。

（3）反式脂肪酸每天摄入量不超过 2g。

（4）不喝或少喝含糖饮料。

（5）儿童青少年、孕妇、乳母以及慢性病患者不应饮酒。成人如饮酒，一天饮用的酒精量不超过 15g。

准则六　规律进餐，足量饮水

（1）合理安排一日三餐，定时定量，不漏餐，每天吃早餐。

（2）规律进餐、饮食适度，不暴饮暴食、不偏食挑食、不过度节食。

（3）足量饮水，少量多次。在温和气候条件下，低身体活动水平成年男性每天喝水 1700mL，成年女性每天喝水 1500mL。

（4）推荐喝白水或茶水，少喝或不喝含糖饮料，不用饮料代替白水。

准则七　会烹会选，会看标签

（1）在生命的各个阶段都应做好健康膳食规划。

（2）认识食物，选择新鲜的、营养素密度高的食物。

（3）学会阅读食品标签，合理选择预包装食品。

（4）学习烹饪、传承传统饮食，享受食物天然美味。

（5）在外就餐，不忘适量与平衡。

准则八　公筷分餐，杜绝浪费

（1）选择新鲜卫生的食物，不食用野生动物。

（2）食物制备生熟分开，熟食二次加热要热透。

（3）讲究卫生，从分餐公筷做起。

（4）珍惜食物，按需备餐，提倡分餐不浪费。

（5）做可持续食物系统发展的践行者。

当前，由于各地人口老龄化和不健康饮食生活方式等因素的影响，我国仍存在亟待解决的几大营养健康问题。主要存在的问题一是膳食不平衡的问题突出，成为慢性病发生的主要危险因素。高油高盐摄入在我国仍普遍存在，青少年含糖饮料消费逐年上升，全谷物、深色蔬菜、水果、乳类、鱼虾类和大豆类摄入普遍不足。二是居民生活方式明显改变，身体活动总量下降，能量摄入和消耗控制失衡，超重肥胖成为重要公共卫生问题，膳食相关慢性病问题日趋严重。三是城乡发展不平衡，农村食物结构有待改善。农村居民乳类、水果、水产品等食物的摄入量仍明显低于城市居民，油盐摄入、食物多样化等营养科普教育急需下沉基层。四是婴幼儿、孕妇、老年人等重点人群的营养问题应得到特殊的关注。五是食物浪费问题严重，居民营养素养有待提高。

四、平衡膳食宝塔

为了帮助群众把膳食指南的原则具体应用于日常膳食实践，美国农业部于 1992 年为美国居民设计了一个"食物指导金字塔"，金字塔以生动的形象表示出各类食物在每日膳食中的位置，并对各类食物的平均摄入量提出了一个建议值或范围。这一设计大大方便了群众在膳食实践中贯彻膳食指南的原则，很受群众欢迎。继之其他国家或团体都设计了类似的金字塔或其他群众喜爱的表达方式，如加拿大的"彩虹图"、澳大利亚的"圆盘图"等。

中国营养学会专家委员会继 1997 年 4 月修订了《中国居民膳食指南》之后，又研究了中国居民各类食物消费量的有关问题，提出了中国居民的"平衡膳食宝塔"，平衡膳食宝塔是膳食指南的量化和形象化的表达，也是人们在日常生活中贯彻膳食指南的方便工具。

平衡膳食宝塔提出了一个营养上比较理想的膳食模式。宝塔旁边的每类食物的标注量，即 1600~2400kcal 膳食在一日三餐的平均用量。它通过将营养原则变成直观图，进行营养指导。宝塔建议的各类食物的摄入量一般是指食物的生重。各类食物的组成是根据全国营养调查中居民膳食的实际情况计算的，所以每一类食物的质量不是指某一种具体食物的质量，在一定程度上反映出各类食物在膳食中的地位和应占的比重。

📝 **思考题**

1. 膳食营养素的种类、主要功能各是什么？

2. 营养素摄入量、能量需要量、EAR、DIRs 等计算的依据和相关意义各是什么？

3. 合理营养的基本要求有哪些？

🏵 知识拓展

中国居民平衡膳食宝塔（2022）

中国居民平衡膳食宝塔是根据中国居民膳食指南的准则和核心推荐，把平衡膳食原则以宝塔形象加以展示与标注。宝塔共分为五层，体现 5 大类食物组成与食物量，阐释了在 1600~2400kcal 能量需要量水平时，一段时间内成人每人每天各类食物摄入量的建议值范围。

第一层谷薯类食物，位于膳食宝塔的基础层，是膳食能量的主要来源；第二层蔬菜水果，是膳食指南中鼓励多摄入的两类食物；第三层鱼、禽、肉、蛋等动物性食物，是膳食指南推荐适量食用的食物；第四层乳类、大豆和坚果，是鼓励多摄入的食物；第五层烹调油和盐，油盐作为烹饪调料必不可少，但建议尽量少用。此外，身体活动和饮水量的图示包含在塔形图中，强调增加身体活动和足量饮水的重要性。

详细解析和图形请参看中国居民平衡膳食宝塔（2022）。

第二章
人群营养调查与营养监测

学习目标

1. 掌握营养调查的内容和膳食调查的方法。
2. 掌握营养监测与营养调查的区别与联系。

不同的人体状况对营养素的需求各不相同，除了基本生理需求之外，有的营养需求主要是供给生长发育所需要，有的则主要应对保障机体功能和运动，还有的为了修补机体的损耗和维持机能的健全。

人类活动具有社会性、群集性，按照群体生物学的观点，地域相似、年龄结构相近的人群其生理状态和贮能需求是相近的。某地居民的营养与健康状况是反映当地居民经济与社会发展、卫生保健水平和人口素质的重要指标。国家为了掌握居民的营养状况，要运用各种手段准确了解国民各种营养指标的水平，用以分析和判定当前状态的营养状况进而提供相应的膳食营养管理保障并进行相应指导或干预管理。

🌐 思政阅读 2

我国一直重视国民的健康工作，习近平总书记 2021 年在福建考察时强调："现代化最重要的指标还是人民健康，这是人民幸福生活的基础。"把人民健康作为现代化建设最重要的指标，深刻表明党和国家高度重视人民健康，坚持把保障人民健康放在优先发展的战略位置，真正坚持"人民至上、生命至上"。

思政阅读 2

第一节 营养状况调查

营养状况调查是指为确切了解和掌握社会各人群在某一时间内的营养情况而进行的营养状况和连续营养素动态变化调查，包括膳食调查、临床检查、人体测量和营养水平实验室检查等多种研究人群营养的方法和手段，简称营养调查（nutritional survey）。营养调查是掌握居民的营养状况，了解不同人群或个体（包括不同生理状况、生活环境及劳动条件）的营养是否合理，为开展综合性的科学研究行为，如评估地方病、营养相关疾病及制定营养干预和研究营养政策提供基础资料。

我国到现在已进行了6次全国营养调查。最早在1959年进行了第1次居民营养健康调查，基本掌握了全国人民的基本营养状况，为当时国家的粮食定量分配政策提供了依据，为粮食加工等提出了科学数据。第2次营养调查是1982年在国民生活水平明显提高的环境下进行的，结果显示居民平均营养素摄入水平离我国营养素推荐摄入量还有一定差距。时隔十年后的1992年进行了第3次全国营养调查，得到了我国人民的基本营养状况的数据，为国家卫生和农业政策提供了重要依据，也为食品及相关产品的开发研制提供了可靠的基础信息。此后在2002年我国组织相关部门进行了第4次营养调查，为国家发展计划及卫生政策的制定、为疾病预防与控制提供科学依据，同时实现资源及信息共享与国际交流接轨。随着居民的营养与健康状况提升与改进，健康意识逐渐增强，我国于2010—2013年进行了第5次中国居民营养状况调查，其后又在2015—2018年进行了第6次中国居民营养与慢性病监测，这两次全国范围内的大调查涉及人数大，调查内容多，对于了解我国城乡居民膳食结构、营养水平、相关慢性疾病的流行病学特点及变化规律，评价城乡居民营养与健康水平发挥了积极的作用，为政府制订营养健康改善措施、疾病防治措施及公共卫生政策等提供了科学依据。

营养调查的设计，应本着合理、科学、严密的原则设计营养调查的方案和实施步骤以保证调查工作顺利进行。设计调查方案和预测时要预先试验，选择样本、培训调查员和统一数据分析方法，除此之外，还要考虑调查的可行性、数据质量、数据处理方法等问题。对于大样本的一般调查可以采用问卷形式收集定性和定量数据；对于个人或小群体，可通过面谈、访问、电话或邮件方式进行。对人体的营养状况测量及临床、实验室检查还要借助医院及科研院所的生化、生理等实验分析检测手段。

一、营养调查的设计

1. 对象选择

（1）特定范围内全人群的抽样调查　特定范围可以大至全国，也可以小至对某一特定地域内各年龄、性别及劳动状况人群的营养情况进行抽样调查或监测，这是统筹安排食物供应、了解居民生活水平和研究居民体质健康水平等各方面所必需的资料。

以 2010—2013 年第 5 次中国居民营养和健康状况调查项目为例，调查选取了全国除港、澳、台外的 31 个省、自治区和直辖市的常住人口，包括居住并生活在一起（时间在 6 个月以上）的家庭成员和非家庭成员。同时，为保证孕妇和 6~17 岁儿童青少年的调查人数，以满足各年龄组样本量的要求，在样本地区适当补充了上述人群的调查人数，其中每个监测点要求孕妇最低样本量为 30 名，6~17 岁各个年龄段人数不低于 20 名，共计 240 名的儿童青少年。整个监测项目的最终样本量确定为 6 岁以上居民约 20 万名。

（2）特定人群的抽样调查　特定人群的抽样调查指对符合一定条件的亚人群，如儿童、运动员、农民等进行抽样调查，调查对象仅限于既定条件范围内的人员。确定样本量时，首先要设定调查中的允许误差，然后按该允许误差确定调查人数。

2. 抽样设计

（1）大样本抽样设计　我国居民的基本经济单位和膳食单位是家庭，所以通常营养调查和营养监测的样本是以家庭为单位抽取的。抽样方法采取多阶段分层整群随机抽样。以 2010—2013 年中国居民营养与健康状况调查项目为例，抽样设计方案如下。

此次营养与健康状况监测采用多阶段分层与人口成比例的整群随机抽样法（probability proportional to size，PPS）以样本估计总体。由国家统计局和中国疾控中心、信息中心协助完成样本县（市、区）和村（居）委会的抽样工作。由县（区）级项目工作组按照统一抽样原则完成样本户的抽取。抽样时按经济发展水平及类型将中国县级行政单位（包括县、县级市、区）分为四层，分别是大城市、中小城市、普通农村和贫困农村，其中大城市指直辖市、计划单列市、城区人口 100 万以上的省会城市，共计 32 个，调查时选取大城市的中心城区人口进行统计调查；中小城市指上述大城市中心城区之外的所有的区、地级市城区和县级市；贫困农村指国家确定的扶贫开发重点县（依照《2001—2010 年国家农村扶贫开发纲要》所列名单，去掉县级市或区）；普通农村指贫困农村以外的县。抽样样本具有全国代表性，并具有大城市、中小城市、普通农村和贫困农村四层代表性。这 4 个县级行政单位分层交叉后，共计 124 小层，除去空缺（如东部 9 省份没有贫困县，或省会城市不足 100 万人口，因而不设中心城区层），并考虑个别省份工作条件等问题，全国共划分 106 个小层。每个省在每个小层至少保持 1 个监测点，再按各省各层中的人口规模分布其余监测点。

（2）样本量的确定　一般以某种调查疾病的发病率为确定样本大小的计算标识，按照统计学最小样本量确定要求标准精确定的调查人数。如 2002 年全国居民健康与营养调查中，18 岁以上人口的糖尿病患病率为 3.0%，这一数据可以作为总体人群糖尿病患病率的参考标准。根据《2009 年中国人口和就业统计年鉴》，推算 18 岁以上人口占 78%，按照 95% 的准确度和 10% 的失访率进行计算，计算得到最小样本量约为 16 万名。

（3）样本量的分配 按随机分配和泊松分布原则分配样本量。

3. 抽样

按简单随机抽样步骤，如根据居民住户分布的实际情况，按地理位置（楼群/村民小组）分成每 25 户为一群，将剩余户与邻近楼群或村民小组中的住户组成一群，按简单随机抽样原则，随机抽取 3 个群组成调查样本。

二、营养调查内容

营养调查是全面了解人群膳食结构和营养状况的重要手段，对不同经济发展时期居民营养状况进行全面的了解，可为食物生产、加工及政策干预和对群众的膳食管理提供依据。居民营养状况调查是国家的一项基础性工作，世界上很多国家都在有计划地开展居民营养状况调查。

各国营养调查的内容大体相同，有的国家在实验室检验指标方面略有差异，但基本上都包括以下 4 个方面：膳食调查、实验室检查、人体测量和临床检查，以此四项内容为基础可得到居民健康状况的信息。该信息可用于政策制定、对被调查者个体进行营养状况的综合判定和对人群营养条件及改进措施分析等。

1. 膳食调查

通过多种方法，了解被调查者一定时间内通过膳食所摄取的各种营养素的质量和数量，并评价该调查对象的正常营养需要得到满足的程度。膳食调查是营养调查中一个基本组成部分，同时是一个相对独立的部分，可代替营养调查进行营养状况的分析，具体调查方法将在下一节内容中介绍。

2. 实验室检查

借助于生理、生化等实验室分析检测手段，通过对调查对象的血、尿等生物样本中营养素及相关成分如蛋白质、维生素、矿物质等成分的检验，了解调查对象体内营养的储存及代谢情况。

实验室检查往往与营养调查的其他检验指标一起综合分析，对协助营养缺乏症的诊断、观察病情和制订防治措施等均有重要意义。营养缺乏症在出现症状前常会出现生理和（或）生化改变，正确选择相应的生化判定方法，可以提前采取干预措施，缓解和解除人体营养不良的状况。

评价营养状况的实验室检验主要包括：

①血液中的营养成分或其标志物水平。

②尿中营养成分或其代谢产物的排出量。

③与营养素有关的血液成分或酶活性的改变。

④血、尿中因营养素不足而出现的异常代谢产物。

⑤进行负荷、饱和或同位素试验。

3. 人体测量

人体测量常用于对人体结构组成及身体各维度的测量。通常测量的指标有人体身高、体重和皮褶厚度、肱三头肌、上臂围、小腿围等，婴幼儿以及青少年身高与体重指标变化很大，所以只用前三项指标就可以较好地反映营养状况。人体测量的数据是评价群体或个体营养状况非常有用的指标，可以较好地反映营养状况。

儿童特别是学龄前儿童的测量结果常被用来评价某个地区人群的营养状况，因为儿童在整个人群中最敏感，具有代表性，并且只需测定身高、体重与皮褶厚度三项指标，在大规模的社区评价项目中十分有用。体重与身高是人体测量资料中最基础的数据，具有检查方便、仪器简单、操作无创伤、安全等优点，因为这类测量结果一般是反应个体在某段时间的营养效果，所以不适用于反映短期的营养状况和特殊的营养缺乏。

4. 临床检查

临床检查是检查者运用自己的感官或者借助传统的检查器具来了解机体营养与健康的状况，其目的是发现被检查者与营养状况有关的症状、体征，尤其是营养缺乏症的常见体征，积累收集被检查者营养与健康状况的正确资料。

临床检查结果不能单独作为营养调查的有效指标，需要与营养调查的其他检查相结合，特别是与实验室检查、人体测量相结合。

临床检查包括疾病史和与营养不良有关的身体检查。前者包括个人的一般情况、当前的身体状况、既往病史、先天疾病及平常体力活动量。身体检查关注的主要器官系统包括皮肤、肌肉、骨骼及头发、面、眼、唇、舌、牙、牙龈和指甲。重点关注是否有营养不足、营养素缺乏或营养失调的临床症状和体征。

营养调查也涉及已知能影响人们营养状况的各种变量资料的收集，包括有关经济和社会人口统计学、文化习俗、饮食习惯、饮食观念和与食物分配有关的资料以及健康和疾病的统计资料等。

第二节　膳食调查的方法

膳食调查是全面了解人群膳食模式的重要手段，是研究营养与健康关系的基础。膳食调查是居民营养状况调查的重要组成部分，也是相对独立的内容，其结果可以成为对所调查的人群和个人进行咨询指导的主要工作依据。

被调查对象依据调查目的选择有代表性的人群或者个体，调查的时间一般为 3~7d。根据调查方法的不同，可选择 3d、5d 或 7d。应当包括春、夏、秋、冬四季，至少应在夏、秋或冬、春各进行一次。

膳食调查方法可以按照调查的发生时限分为前瞻性和回顾性两大类。前瞻性调查是指在饭前进行调查记录的方法，包括称重法、记账法和化学分析法，近年发展起来的即时性图像调查法也属于此类方法。回顾性调查则是餐后进行的，包括 24h 膳食回顾法、膳食史法和食物频率问卷法。

我国最常用的膳食调查方法是回顾性调查中的 24h 膳食回顾法和食物频率问卷法。国外常用的总膳食研究（total diet study），实质是前瞻性的餐前记账法与化学分析法的结合。

一、称重法

称重法又称称量法，是指运用各种称量工具对某一饮食单位（集体食堂或家庭）或个人一日三餐中各种食物的量进行称重，了解食物的消耗情况，计算出每人每日各种营养素的平均摄入量。

称重法属于前瞻性调查，需要在调查前了解用餐的时间和开始烹调的时间，询问炊事员生熟折合的比例。调查时首先要清楚当日的食谱；然后将每餐所吃的主食、副食名称和生熟质量记录下来。将调查期间所吃同类食物相加，分别除以调查天数和就餐人数即得平均每人每天各种食物的进食量。

1. 称重法的步骤

（1）准确记录每餐各种食物（包括调味品）的名称。

（2）准确称取每餐各种食物烹调前的毛重、舍去废弃部分后的净重、烹调后的熟重及剩余饭菜的质量。

（3）计算生熟比例（烹调前各种食物可食部分的质量/烹调后熟食物的质量），然后按生熟比值计算出摄入的各种食物的生重。

（4）记录调查期间的就餐人数，折算成标准人日数。

（5）计算调查期间每人每日各种食物的消耗量。

（6）按食物成分表计算每人或每标准人每日各种营养素的摄入量。

2. 称重法的优缺点

称重法的优点是能准确计算和分析每人每日各种营养素的摄入量，可调查每人每餐膳食的变动情况，尤其是称量制作复杂的主食；称重法的缺点是需要较多的人力物力，难以保证样本的代表性。较粗略的方法可以采用食堂的总食物量和进餐人数来计算。

二、记账法

记账法是通过记录一定时期内某一饮食单位（如托幼单位、学校、部队、单位集体食堂等）的食物消耗总量和进餐人数，计算每人每日各种营养素的平均摄入量。这种方法可以调查较长时期的膳食。

1. 记账法的调查步骤

（1）记录各种食物的消耗量　开始调查前称量并记录该饮食单位各种食物的现存量，然后详细记录每日各种食物的购入量和废弃量。在调查周期结束时，称量剩余食物。将每种食物的最初存量，加上每日购入量，减去废弃量和最后剩余量，即为调查期间消费的各种食物的总量，注意调查期不要遗漏各种零食和休闲杂粮的摄入量。

$$消耗量（熟食重）=烹调后熟食重-剩余熟食重 \qquad (2-1)$$

也可以把熟食重换算成生食重来记录，可以用该食物的生熟比折算。

$$生熟比=生米重/熟饭重 \qquad (2-2)$$

$$消耗量（生食重）=消耗熟食重/生熟比$$

$$=（剩余熟食重-剩余生食重）/生熟比 \qquad (2-3)$$

（2）记录进餐总人数　记录每人每日所吃食物的量，即计算以"人日"为单位。因此，调查时应登记每日吃饭的准确人数，调查结束时取每餐人数之和。如果各餐人数相同，则一餐的总和就是人日数；如果三餐有一餐或两餐的人数较少，且三餐的食物量也不同时，大多数情况下可由主食的消耗量来估计，折算人日数。

例如，某单位在调查期间早餐就餐的总人数为100，中餐为100人，晚餐为100人，则该单位用餐人数为100人日。

如果该单位在调查期间早中晚用餐人数不同，用餐量也会不同：早餐300人食用了25kg食物，午餐280人食用了25kg食物，晚餐为260人食用了20kg食物，那么三餐食用了总食物设定为主食，总量是70kg，该调查时间内用餐人数估算为281人日。

计算方法：　　　　$300×25/70+280×25/70+260×20/70≈281$（人日）

（3）计算每人或每标准人日各种食物的摄取量，再按照食物成分表计算每人或每标准人每日的营养素摄入量。

如上例中，主食总量消耗为70kg，总人数为281人，则每标准人的日摄入食品量为70/281，约为0.25kg/人日；如果其中1/3为米饭，2/3为蔬菜，那么根据食物成分表可以算出标准人每日的营养素摄入量。

2. 记账法的优缺点

记账法属于前瞻性的调查方法，调查统计选定相对稳定人数的群体。优点是在账目清晰和用餐人数统计准确的情况下，可调查较长时间内的膳食情况。记账法的缺点是要求有详细的用餐人数和用餐数量的记录，适用于就餐人数相对稳定的群体如部队、机关、托儿所等单位，缺点是不能用于分析个体的膳食状况。

三、化学分析法

收集被调查者一日摄入的所有主副食品，在实验室测定其营养素的量。样品的收集方法有两种。

（1）双份饭法 这是最准确的方法，即制作出两份完全相同的饭菜，一份供食用，另一份则作为分析样品。

（2）收集未加工食物法 即收集研究期间消耗的各种未加工的食物或从当地市场上购买的相同食物作为样品。收集未加工食物法的优点在于样品容易收集，缺点在于收集的样品与食用样品不完全一致。

化学分析法是比较精确的测定方法，能够准确地得出各种营养素的准确摄入量，缺点是操作较为复杂，需配备必要的仪器设备和专业技术人员。化学分析法常适用于较小规模的调查和分析特定食物中的某些成分时选用。

四、即时性图像法

即时性图像法是近年来发展起来的一种新型的膳食评估方法，是在就餐之前，由用餐者将膳食置于预先提供的塑料平盘内，并将塑料平盘置于平铺于桌面的背景纸框线内，对食物按拍摄要求进行图像采集。以餐盘背景纸的框线正好清晰进入手机或者相机取景框为最佳拍摄距离，就餐结束后如若所剩食物不多，只需采集一张正上方俯拍图片，由受试者用餐完毕后将膳食图片传输到专用应用程序后可直接识别，应用图像识别程序获得食物摄入估计量。

即时性图像法的优点在于免去了受试者的回忆负担，同时减少了受调查者需要配合的工作时间，提高了膳食调查工作的准确度和成本效益比。此外，图像法数据比24h回顾法数据更接近于称量数据，并且图像法的估量数据分布更集中。即时性图像法的缺点包括研究的食物品种有限，汤菜及调味品难以估量；不同烂熟程度表现出不同分量状态，对建立参比图库是一个挑战；不同食物的估量难易程度不一，形状特征不明显且生熟体积变化大的食物估量误差稍大等。该方法可以有效地兼顾称重法和回顾法的优点，减少现场工作量压力，避免回顾性偏倚，提高调查的效率。此法尤其适合于现场条件非常有限的调查工作（如孕期营养门诊等）。

五、24h 膳食回顾法

24h 膳食回顾法简称 24h 回顾法，是获得个人食物摄入量资料最常用的一种方法，要求每个被调查对象回顾和描述在调查时刻以前 24h 内摄入的所有食物（包括饮料）的种类和数量。不论大型的全国膳食摄入量调查还是小型的研究项目，一般都采用这种方法来估计个体的膳食摄入量。

在实际工作中，一般选用三日连续调查方法（每日入户回顾 24h 进餐情况，连续进行 3d）。连续三日 24h 回顾所得结果经与全家食物称重记录法相比较，差别不明显。24h 膳食回顾法的优点是所用时间短，食物的摄入能够量化，不会改变个人的饮食习惯，适用于评估大群组的膳食摄入量和个体或特殊人群的调查，如患者、散居老人、咨询门诊等。24h 膳食回顾法的缺点是如果食物变化较多，份额不好评估时，可能需要特殊的培训和计算。

六、膳食史法

膳食史法（diet history questionnaires，DHQ）是一种问询调查方式，通常调查由三部分内容组成，即平时膳食模式、食物摄入频度（一份食物摄入数量和频率的清单）与连续三日的食物记录。调查时间为过去的 1 个月、6 个月、1 年或更长。

膳食史法是已被广泛应用于营养流行病学调查研究的一种膳食调查方法，此法可以更全面地了解人群膳食摄入情况。利用膳食史法可以得到一般食物的摄取频率和数量，并且常与定量的食物频率调查方法相类似，可同时获得有关食物制备方面的资料和受试者的饮食习惯（如盐、糖的摄入量），该法往往注重总膳食中的食物，但有时也专门调查膳食中的某些成分。

膳食史法的优点是能询问长时间的膳食习惯，更全面地了解居民膳食摄入状况，可进行具有代表性的膳食模式的调查，得到食物的摄入频率和数量以及受试者的饮食习惯等规律性调查，通常应用于探讨饮食与慢性病（如癌症和心脏病）发病率的关系。膳食史法的缺点是通常需要训练有素的调查者，必须很好地合作并且需要较多的时间和费用等，此外调查可能产生偏差。

七、食物频率问卷法

食物频率问卷法（food frequency questionnaires，FFQ）简称食物频率法，是估计被调查者在规定的一段时间内摄入某类食物的次数或数量来评价膳食营养状况的一种方法，可分为定性、定量及半定量三种食物频率法。定性的食物频率法通常只得到每种食物在特定时期内（如过去一个月）所吃的次数，而不收集食物份量大小的资料；定量的食物频率法要求受试者提供所吃食物的数量，通常借助于测量辅助物；半定量的食物频率法通常要求研究者提供标准（或平均）的食物份量大小选项，供受试者在回答时选择。调查期的长短可从几日、几周、几个月或 1 年以上。应用食物频率问卷调查可以测量个体的"经常摄入量"，在膳食与健康的流行病学研究中应用日益广泛。

食物频率问卷法调查方法简单，应答者负担轻，应答率高，能够获得总膳食或某些食物与营养素的数据。其缺点是需要对过去食物模式的记忆，可能不精确，当前的饮食模式可能影响对过去膳食的回顾而产生偏倚，食物摄入量的估计可能不准确，本法常用于研究膳食与疾病之间的关系。

第三节　营养综合评价

通常情况下，营养调查的四种调查方法即膳食情况调查、实验室检验、人体测量和临床检验对营养评价的指标各有侧重点，各结果之间相互联系，并且都与营养相关疾病的发生和发展都有密切关系，所以各种调查方法所得到的结果，应该互相作为参考，互相对比、综合分析，从而对人群的营养状况进行较全面的分析评价。要注意的是，人体测量特别是儿童人体测量的结果通常反映的是个体在某段时间内的营养情况，如果连续时间内调查某一儿童群体测量结果反映营养缺乏，那么其他调查方法结果一定也是营养缺乏的，即使有的调查结果显示营养不缺乏，那也是营养缺乏症的恢复时期，所以人体测量的结果在营养调查中不适用于反映短期的营养状况和特殊的营养缺乏。

一、营养评价结果分析

营养综合评价可能出现以下几种情况。

（1）当膳食调查中的四种方法均显示营养素充足且没有缺乏症状出现时，我们的评价就是营养素摄入合理，不存在营养素缺乏或过量的问题。

（2）人体测量结果显示了某种或某些营养素缺乏的症状出现，但是膳食调查中却没有发现导致营养素缺乏的因素，实验室检查和临床检验也没有显示营养素缺乏，这种情况应该是在过去一段时间内营养素曾经缺乏过，只是当前调查时间内膳食调配合理了，营养恢复补充了而已，需要延长调查时间，继续跟踪调查。

（3）膳食调查中营养素配置合理，供给充足，但实验室检查及临床检验均显示出营养缺乏的情况，这种情况有三种评定结果：①膳食营养素供给合理；②曾经有营养素缺乏，当前已改善了膳食供应；③是膳食配置合理，但膳食加工方式存在问题，造成了营养素的流失。所以应及时找到原因加以纠正，早期预防可改善营养缺乏症。

（4）膳食调查结果中某种营养素供给充裕，但实验室检查显示某种或某些营养素不足，相应的临床检验无缺素症出现，这种情况可能有多种原因，不能轻易做出评价。可能是因为个体活动、代谢变化、环境原因（如多汗）等引发的某些营养素需求量增加或消耗量增加，造成的营养素轻微缺少，没有形成明显的临床症状，此种情况下注意适时增加膳食摄入量，即可预防缺素症的发生。也有可能是加工烹调方式不合理或者贮藏过程中造成了营养素的流失，此种情况与人体生理机制无关，增加摄入量或改变加工贮藏方式可缓解。还有可能是曾经膳食摄入方式有问题，因各种原因没有被发现。要重视实验室缺素指标，详细分析膳食调查程序，如果不注意纠正，可能会发展为临床缺素症。

（5）膳食调查中某种营养素供给充裕，实验室检查也不显示缺乏某种营养素，但临床上有缺素症出现，该情况也不能简单评定为某种营养素供给不足，很可能是某种营养素缺乏的恢复期，需间隔一段时间再调查，因为某些症状的消失需要一段时间。

（6）膳食调查显示缺营养素，实验室检查也显示缺少某些营养素，但没有临床症状出现，此时应为缺素症的发作期，要及时加以指导，否则很快会显示到临床指标上，进而人体测量结果也会有所显示。

（7）最后一类情况很少出现，即当膳食调查显示缺营养素，但没有临床症状出现，实验室检查显示不缺少营养素，排除调查方法的不合理性，可能原因是近期才间歇性摄入不合理膳食，导致实验室检查不足以显示常量营养素的缺乏，要注意延长调查时间和增加实验室检查的频率。

表2-1总结了上述几种营养调查方法和营养评价分析关系。

表2-1 营养调查方法与营养评价分析关系总结表

序号	膳食调查	实验室检查	人体测量	临床检验	评价
1	充足	充足	无症状	无症状	营养合理
2	充足	充足	有症状	无症状	营养缺乏，正在改善恢复
3	充足	缺乏	无症状	缺乏	已改善或加工方式有问题
4	充足	缺乏	无症状	无症状	需具体分析
5	充足	充足	无症状	缺乏	缺素症的恢复期
6	缺乏	缺乏	无症状	无症状	营养素缺乏症前期
7	缺乏	充足	无症状	无症状	需具体分析

二、营养综合评价参数

（1）营养质量指数（nutritional quality index，NQI） NQI是在德国、奥地利和瑞士营

科研机构联合发布的营养素参考值基础上建立的，用于评估个体特定营养素摄入量达到推荐量的程度。该指数包含蛋白质、脂肪、饱和脂肪、单不饱和脂肪酸、多不饱和脂肪酸及胡萝卜素等 35 种营养素，NQI 总分的计算首先需要计算每种营养素的摄入质量评分（intake quality score，IQS）。对于摄入量不应超过推荐水平的营养素，如脂肪、单不饱和脂肪酸、胆固醇等，计算其 IQS 的倒数平均数可得到 NQI。对于摄入量不应低于推荐水平的营养素，如蛋白质、碳水化合物、膳食纤维、叶酸、维生素 C、维生素 E 等，计算超出其 IQS 部分的倒数平均数可得到 NQI，35 种营养素 IQS 的倒数平均数即为总 NQI，范围为 0~100。

以营养素为基础的营养质量指数获得膳食质量方面的信息较精确，存在的争议较少，但是计算过程较为烦琐，不易理解掌握。

（2）食物营养价值（nutritional value，NV） 食物营养价值是用来表示食物所含营养素和能量满足人体营养需要的程度的指标。一般认为含有一定量人体所需营养素的食品就具有一定的营养价值；含有较多营养素且质量较高的食品则营养价值较高。食物营养价值的高低，取决于食物中营养素的种类是否齐全、数量多少、相互之间的比例是否协调，以及是否容易被人体消化吸收等。

现阶段，我们进行人群营养评价时，是分析评价其获取的膳食营养价值，即膳食调查结合理化和生物的实验室分析方法来测定食物中营养素种类和含量，并通过动物试验及人体测量，根据其生长、代谢、生化等指标来评价群体膳食营养。

第四节　人群营养监测

为了解和掌握公众的营养状况，除使用营养调查的方法外，还可以采用营养监测的方法，国民营养与健康监测是反映一个国家经济与社会发展、卫生保健水平和人口素质的重要指标，也是公共卫生及疾病预防控制工作不可缺少的基础信息。《"健康中国 2030"规划纲要》中提出，要建立健全居民食物与营养监测管理制度，加强监测和信息分析。

营养监测（nutrition surveillance）是指长期、动态地监测人群的营养状况，收集与人群营养状况有关的社会经济等方面的资料，探讨从政策上和社会措施上改善营养状况的途径。世界卫生组织（WHO）、联合国粮食及农业组织（FAO）和联合国儿童基金会（UNICEF）专家联席会议对营养监测的定义是：营养监测就是对社会人群营养进行连续的监护，以便做出改善居民营养的决定。也就是说，营养监测是在一定范围内，对选定人群的营养指标进行定期连续性观测、分析和评价，收集和分析对居民营养状况有制约作用的因素和条件，预测居民营养状况在可预见的将来可能发生的动态变化，并及时采取措施，引导这种变化向人们期望的方向发展。

合理的营养依靠合理的膳食来提供，因为营养监测系统中常常是同时收集与食物生产、消费结构和食物分配有关的信息，因此营养监测又称食物营养监测（food and nutrition surveillance，FNS）。营养监测要收集包括来自生态学、气象学、农学、经济学及卫生学等多学科的情报和资料，需要政府的各个机构和部门如国家卫生健康委、教育部、民政部的通力合作。

营养监测是 20 世纪 70 年代逐渐形成的概念和方法，着眼于全局，侧重于从环境条件与社会经济条件方面，调查研究人群较长时期的营养状况的动态变化，探讨从政策上、社会措施上改善人群营养状况的途径，是宏观的营养信息分析和社会性营养措施的制订与推行工作，从宏观上采取措施，以改善人群的营养状况。

我国从 1998 年开始建立食物营养监测体系，到现在已形成了几个比较大的营养监测系统，如中国食物与营养监测系统、儿童营养监测与改善系统等。2017 年国务院办公厅印发《国民营养计划（2017—2030 年）》，明确要求加强营养健康基础数据共享利用，大力推动营养健康数据互通共享，全面深化数据分析和智能应用，大力开展信息惠民服务，推动"互联网+"与营养健康融合发展。至 2022 年食品营养监测系统已集成了包含移动互联网和大数据的云平台，膳食数据的调查和评估技术日趋完善，全国规模性的食物营养调查和营养监测的未来发展模式已初步形成。

一、营养监测与营养调查的联系与区别

营养监测和营养调查都是了解和掌握不同人群营养健康状况的主要方法，两者在掌握全民营养的过程中往往互相配合，交叉渗透，但两者研究营养的角度、侧重点和方法都有所不同（表 2-2）。

表 2-2　营养监测与营养调查的区别

名称	营养监测	营养调查
目的	分析、预测、解决营养问题	了解居民的营养状况
时间	多时段、连续、动态观察	某时段个体或人群调查（横断面调查）
手段	收集资料、进行分析	人体测量、生化、临床检查
指标归类	营养、经济、社会、医疗保健	营养、人体测量、生化、体征、症状等

营养调查是传统掌握和评价营养状况的方法，是用自然科学的手段对群体中的个体进行膳食摄入情况及人体的营养水平进行鉴定，调查对象是人群中的个体，是直接获取营养指标的方法。而营养监测工作着眼于人群全局也就是群体，从环境、社会经济条件等方面调查人类群体的营养状况，探讨从政策上、社会措施上改善人们营养状况和条件的途径，

从宏观上采取措施,以改善人群的营养状况。通过对两者获得的资料进行综合分析,才能使营养问题得到解决,获取最大的社会效益。

二、营养监测的特点

营养监测的特征是对被选人群的营养状况进行持续的监测,定期提供人群营养状况、人群食物消费状况和影响人群营养状况等方面的信息,为政府有关部门的决策、制定营养改善政策和营养改善项目提供依据。与传统的营养调查比较,营养监测有它自己的特点。

(1)以人群特别是以需要重点保护的人群为对象,持续监测、定期及时地反馈监测信息,分析影响人群营养状况的社会因素,探讨可能采取的社会性措施。

(2)研究营养政策或实施营养干预是营养监测的主要任务,表现在将营养状况信息向营养政策上的反馈,在分析营养状况与影响因素之后,直接研究、制定、修订和执行营养政策或实施营养干预。

(3)营养监测通常以一个国家或一个地区的全局作为研究对象,以有限的或较少的投入来掌握人群常年的营养状况,因而它在工作方式上向微观方面深入的可能性服从于完成宏观分析的必要性。

(4)营养监测的不仅是营养或食品的指标,同时包括经济指标,农产品、商业、医疗卫生状况指标等。

(5)一般尽可能应用现有的资料进行分析,这样可以直观地发现和解决问题。

三、食物营养监测系统的主要功能

食物营养监测系统的特征视其功能而定,其主要功能如下。

(1)制定国家及部门的规划和政策 国家规划需要经常调整来适应中央政府政策的改变,这个调整过程必须综合各地处理食品与营养问题的经验。因此,食品营养监测系统可通过分析、解释收集的数据来辅助支持高层的决策。

(2)项目监控与评价 营养监测方法可用于常规监测或作为常规管理的一部分,评价项目的执行情况。

(3)食物短缺的预警 预警系统是防止短缺危机的有力工具,可以防止由于干旱、虫害等因素引起的食物危机。预警系统经常性地分析各地的有关信息(如粮食预期产量、市场价格、储存情况等),并定期给出短缺危机的评估,确保决策机构及时做出应对措施。

(4)确定问题与宣传动员 关心营养项目的人很多,包括社会有关团体、为贫穷或残疾人群服务的非政府组织、弱势群体等。食物营养监测系统可以提供社区营养问题的特性、强度、范围等方面的信息。

四、营养监测的指标

监测指标包括监测地区社会经济、医疗保健与人群三方面的资料与指标，可从政府部门如统计局及其所属城市、农村居民抽样调查队，统计年鉴，轻工、商业等食品生产流通部门，公安户籍、卫生、教育等掌握人口动态情况或卫生保健情况的部门收集下列指标所必需的资料。

（1）社会经济指标　（资料来源为发展和改革委员会、统计局资料、各地或各行业的年鉴）这类社会经济指标可以揭示经济收入对营养的影响。

（2）人群营养的指标　集体人群调查时的营养指标主要有：①食物平衡表；②人均动物性食品增长率或销售额；③各类食品所占能量百分比与动物性食品所占能量百分比的消长；④居民蛋白质、能量平均摄取水平；⑤营养调查结果的分析评价中，各项指标均有参考价值；⑥饮食行为与生活方式的指标等。

（3）用于特定目的所需的监测指标　包括有用于制定国家发展计划及政策的营养监测内容和用于评价改善营养规划的营养监测内容。

五、食物营养监测方案设计

1. 前期准备

根据营养监测的目的收集相关资料，如人口学资料、人群营养状况与疾病分布资料、地理环境资料、经济状况资料等。

2. 确定监测指标

常用的监测指标有：

（1）营养状况　包括 5 岁以下儿童的出生体重、按年龄分级的体重、按身高分级的体重、青少年的年龄身高、成人体重等。

（2）社会经济指标　家庭财产、人均收入、恩格尔指数、教育水平、医疗条件、卫生设施等。

（3）饮食行为与生活方式指标　成人吸烟、饮酒、高血压或高血脂患病情况、膳食结构、意外伤害等。

3. 营养监测数据的收集

数据的类型包括基本资料（社区资料和家庭资料等）和分析结果（营养状况指标、生化指标、临床检查等）。

在特定时间内以下几种形式收集数据：人口普查资料、政府相关部门的统计资料、卫生部门常规收集的资料、监测过程中获得的资料等。

4. 资料的分析利用与营养监测系统的建立

按照背景、目的、监测计划主体、预算和投入、时间进度设计监测方案，对营养监测资料的质量控制要贯穿于整个监测计划的全过程并注意监测资料的准确和全面性。

5. 营养监测结果的分析和评价

膳食营养监测结果的分析和评价就是对膳食营养监测的结果（包括监测指标的调查数据）进行统计分析和评价的过程。

通过连续监测一定区域和一定人的膳食营养状况，结合人群的健康状况和经济及社会状况等指标，即可综合分析和评价膳食营养状况和膳食结构与健康的关系，并分析相关的危险因素，有的放矢地开展预防和干预。常见的分析评价如下。

（1）食物消费情况的分析评价　首先按标准人每日摄入的各类食物的量分别进行统计分析，每次监测的食物消费情况可按照食物的分类包括谷类、蔬菜、肉、禽类、蛋类、鱼虾、豆类及豆制品、乳类及乳制品、油脂类等食物进行统计，建议列出表格（表2-3），然后是比较和评价每次监测的结果中各类食物消费量的变化情况。一般将监测区域根据监测目的细分为城市、农村以及东部、西部和中部地区进行比较。

表2-3　营养监测统计例表

监测次数 监测日摄食物 分类/摄入量	第一次监测			第二次监测			第三次监测		
	城市	农村	全国	城市	农村	全国	城市	农村	全国
谷类、蔬菜、水果 肉、禽类、蛋类、油脂类									

（2）膳食营养素摄入量的分析评价　膳食营养素摄入量的分析评价一般分为三步。

①统计监测时每人对各种营养素的摄入量：按监测日统计摄入的各类营养素的量，主要营养素包括蛋白质、脂肪、碳水化合物、各种维生素和矿物质，格式通常如表2-4所示。

表2-4　各种营养素的摄入情况例表

监测次数 监测日摄入营养素/摄入量	第一次监测 摄入量/%	第二次监测 摄入量/%	第三次监测 摄入量/%	参考摄入量*
蛋白质、脂肪、 碳水化合物、钙				

注：＊表示《中国居民膳食营养素参考摄入量（2023版）》的RNI。

②对各类营养素的变化进行比较和评价：除了分析和评价变化情况外，也可以将每次监测结果与《中国居民膳食营养素参考摄入量（2023版）》进行比较，以评价被监测人群对各种营养素的摄入量是否符合参考标准的要求。与上一种评价一样，可以将监测区域根

据监测目的细分为城市、农村以及东部、西部和中部地区进行比较。

③分析与评价人群的膳食构成：对比两次监测中的能量和主要营养素（蛋白质、脂肪）的食物来源进行分析和评价。

（3）特定人群的营养状况分析与评价

①儿童的营养状况：按照 WHO 的标准对儿童的营养状况进行分析与评价，主要指标包括生长迟缓率、低体重率、贫血患病率、维生素 A 缺乏率等。

②成人的营养状况：按照 WHO 的标准对成人的营养状况进行分析与评价，主要的指标包括 BMI、营养不良率、贫血患病率、营养素缺乏率等。

③比较和评价每次监测中人群的营养状况：对每次监测中人群的营养状况进行比较和评价。

通过分析以上监测中的各项营养指标的变化情况，进一步分析产生营养问题的危险因素，包括经济、社会、生活方式、饮食习惯、人口学等并根据对其的分析，提出营养干预改善方面的政策建议，以提高人群的营养健康水平。

📝 思考题

请以某校园学生的营养状况为例，设计校园学生营养状况的具体调查方案。

⬢ 知识拓展

全民营养周

中国营养学会 2015 年联合中国疾病预防控制中心营养与健康所、农业部食物与营养发展研究所、中国科学院上海生命科学研究院营养科学研究所共同发起并确定以每年 5 月的第三周为"全民营养周"，旨在通过以科学界为主导，全社会、多渠道、集中力量传播核心营养知识，使民众了解食物、提高健康素养、建立营养新生活，让营养意识和健康行为代代传递，全民营养健康的生活方式正在成为一种时尚并惠及各方百姓。

经过多年的发展，"全民营养周"带动全社会积极参与，创建了我国营养教育的新格局。如今，"全民营养周"的影响力日益壮大，通过倡导民众学习营养知识、改善膳食行为、注意吃动平衡、合理预防疾病，提升国民素质，为实现中国"营养梦 健康梦"发挥重要的作用。

第三章
人群膳食指导与科学配餐

学习目标

1. 了解和掌握膳食分析的不同方法及特点，掌握科学配餐与食谱编制的过程并能加以应用。

2. 了解食物主要分类与营养特点。

中华民族历来十分注重饮食营养，我们的祖先早在 2000 多年前就已经注意到不同的食物与健康、医疗之间有着非常密切的关系。《黄帝内经·素问》就提出将食物分为四大类，并以"养""助""益""充"来代表每一类食物的营养价值和在膳食中的管理比例。

随着社会经济的发展，人们越来越注重食物营养和健康的关系。21 世纪大健康的新理念已成为现代人对健康的追求目标，现代人需要的是改善生命质量，追求的是个人、群体和环境的和谐健康发展，在享受个人生命质量的同时，实现人类最高价值的文明。注重营养和健康对每个人来说都是"终身大事"，对每个国家来说都是民族昌盛、国家富强的重要条件。

思政阅读 3

人民健康是社会文明进步的基础，是民族昌盛和国家富强的重要标志。"没有全民健康，就没有全面小康。"我们党始终把广大人民群众健康安全摆在首要位置，这是中国共产党执政理念的重要彰显。

党的二十大报告对"推进健康中国建设"作出全面部署，"把保障人民健康放在优先发展的战略位置，完善人民健康促进政策"，是新时代国家、社会与人民现代化发展的战略选择。

思政阅读 3

第一节　食物分类与营养分析

我国是一个幅员辽阔的多民族国家，各地区的人们对食物的摄入类型各不相同，但总的来说，我国仍是一个以植物性食物为主、动物性食物为辅的国家，谷类食物仍是能量的主要来源，居民蔬菜摄入量仍稳定在人均每日 270g 左右，与其他国家相比一直处于较好的水平。

现已发现，在所有的食物中，除母乳能满足 4 个月以内婴儿全面的营养需求以外，还没有发现任何一种天然食物能满足人体对全部营养素的需求。下面介绍几类常见的代表性食物的营养情况。

一、动物性食物的营养

1. 乳及乳制品

各种动物乳可以直接食用，以动物乳为原料经浓缩、发酵或干燥等工艺制成的产品即乳制品，常见的乳制品有各种乳粉、酸乳、炼乳等。

乳及乳制品营养丰富，容易消化，所含营养素比例均衡，甚至能满足新生儿生长发育的营养需求，是各年龄人群的理想食品。以牛乳为例，牛乳蛋白质含量为 2.8%~3.3%，其中酪蛋白占 79.6%、乳清蛋白占 11.5%、乳球蛋白占 3.3%；脂肪通常在 3.0%~5.0%。以微粒状脂肪球的形式分散在乳浆中；碳水化合物含量在 3.4%~7.4%，主要为乳糖。此外，钙含量约为 104mg/100g，可见牛乳是良好的钙源。

2. 肉及肉制品

畜禽肉及其制品营养价值高，易于消化吸收，为人体提供优质蛋白质、脂肪、矿物质等，是居民膳食中重要的组成部分。食肉一度是富裕群体的象征，是古代社会发达程度重要考核指标，在现代，肉与肉制品也仍然为各国人们所喜爱。

肉及肉制品中含有丰富的蛋白质，其中许多含有人体必需氨基酸，是不能被植物蛋白质所替代的，肉及肉制品中富含赖氨酸、苏氨酸、蛋氨酸、精氨酸和组氨酸，其组成与人体需要接近，易于被人体吸收。

猪、羊、牛、驴等畜肉蛋白质含量在 10%~22%，驴肉蛋白质含量最高。禽肉蛋白质含量在 16%~20%，以鸡肉最高。此外畜禽肉中的脂肪含量为 3%~37%，其脂肪含量因品种、年龄及部位不同而差别较大，其中猪肉脂肪含量最高，羊肉次之，牛、马、驴肉脂肪含量较低。动物脂肪熔点接近人的体温，消化率较高，猪脂肪的消化率为 97%，牛脂肪消化率为 93%。

二、植物性食物的营养

我国居民大多数是以谷类食物为主食，谷类食物主要包括小麦、水稻、玉米、小米、青稞等，薯类食物包括红薯、番薯、马铃薯、芋、木薯等，其中大米和小麦是我国居民最常见的主食。在居民膳食中谷物食品占膳食的构成比例较大，是膳食能量的主要来源，占膳食总能量的 50%～60%，同时也是多种微量营养素和膳食纤维的重要来源。

植物性食物还包括各种蔬菜和水果，我国是蔬菜和水果的生产大国，也是消费大国，蔬菜和水果中含有丰富的营养素，是人们必不可少的食物。

1. 谷类食物

谷类食物中含有较多的碳水化合物，是直接的能量来源。碳水化合物中含量最多的是淀粉，占 70%～80%。淀粉有直链淀粉和支链淀粉两类，在一般食物中，直链淀粉占 20%～25%，其黏性差、遇碘显蓝色，容易老化生成抗性淀粉而难以消化。支链淀粉占 75%～80%，其黏性较大，遇碘显棕色，易糊化，消化率较高。糯米、糯玉米几乎全是支链淀粉。谷物中特有的蛋白质是醇溶蛋白和谷蛋白，其含有大量的谷氨酸、脯氨酸和亮氨酸，但缺乏赖氨酸。

2. 蔬菜和水果

蔬菜和水果是人们日常饮食中必不可少的植物性食物，提供人体所必需的维生素和矿物质。

蔬菜所含的碳水化合物包括可溶性糖、膳食纤维、淀粉等。可溶性糖主要有葡萄糖、果糖、蔗糖。蔬菜中膳食纤维主要有纤维素、半纤维素和木质素，根菜类蔬菜含膳食纤维 0.8%～5.9%，叶菜类蔬菜含膳食纤维 1.0%～2.2%，瓜类蔬菜含膳食纤维 0.2%～1.0%。维生素 C 含量较多的蔬菜有胡萝卜、番茄和南瓜。

随着人民生活水平的提高，我国居民膳食中水果所占的比例在明显增加，约占膳食比例的 4.3%。水果含有丰富的碳水化合物，膳食纤维含量在 0.5%～1.8%，以水溶性果胶为主。不同的水果维生素 C 含量差异较大，如鲜枣为 243mg/100g，常见的苹果仅有 4mg/100g。

三、微生物食物的营养

微生物食物包括大型真菌类食物如各种菌菇类食品和益生菌食品，真菌类食物如木耳、蘑菇等的主要营养成分是植物多糖类，很多食品学研究将大型真菌类食物归类到植物性食品中。益生菌是指摄入足够数量时，对宿主健康产生有益作用的活的微生物。2021 年 11

月，由中国食品工业协会等牵头编制的《益生菌食品》（T/CNFIA 131—2021）公布，该团体标准规定了益生菌食物是指添加了符合相关法规要求的益生菌，并且在保质期内益生菌活菌数量符合一定要求的食品。

1. 益生菌食物

通常认为凡应用至人类或其他动物，有助改善宿主肠内微生物平衡的微生物都是益生菌，这类微生物的主要的作用是帮助调节肠道菌群，促进肠道菌群的生态平衡，保持肠道微环境的健康。益生菌种类繁多，包括动物双歧杆菌 Bb-12、嗜酸乳杆菌 NCFM、乳酸杆菌（又称 A 菌）、比菲德氏菌（又称 B 菌）、酵母菌、德氏乳杆菌保加利亚亚种等。益生菌的常见摄入方式有①纯菌制剂；②配方成分的食品，如发酵酸乳中添加益生菌；③各种益生菌混合制剂等。

益生菌可通过其各种代谢产物对肠道菌群数量进行调节，不良的饮食习惯或抗生素摄入不当均会打破肠道菌群平衡。补充益生菌有助于平衡肠道菌群及恢复肠道的正常 pH，帮助人体分解乳糖，抑制有害菌在肠内的繁殖等作用，进而缓解腹泻、胀气等不适症状。经常食用益生菌食物有利于人体营养与健康，研究发现，在早餐谷物粥里添加乳酸菌制剂，如乳酸菌发酵的燕麦粥，对改善肠道菌群、提高植物多糖的功能有重要辅助作用。

2. 益生元食物

益生元食物是指通过选择性刺激一种或几种肠道有益菌的生长或活性，从而对身体产生有益的影响的食物，通常这类食物不易被人体消化吸收，其最基本的成分为碳水化合物，在改善肠道微生态方面起作用。

常用的益生元有低聚糖类，包括低聚果糖、低聚半乳糖、低聚木糖、低聚异麦芽糖、大豆低聚糖、菊粉等，有些微藻类也可作为益生元，如螺旋藻、节旋藻等，此外多糖（如云芝多糖、胡萝含氮多糖），蛋白质水解物（如酪蛋白的水解物、α-乳清蛋白、乳铁蛋白等）以及天然植物中的蔬菜、中草药、野生植物等也能作为益生元使用。

四、食物营养价值

食物营养价值（nutritional value，NV）是食物中所含营养素和能量能满足人体营养需要的程度。衡量食物好坏的标准有很多，但营养学上以营养素的质量来评判食物的营养价值，一般认为食物营养价值的高低取决于其所含营养素的种类是否齐全，数量是否足够，比例是否适宜，是否容易被人体消化、吸收和利用等。因为各种不同的食物所含营养素不同，营养素在机体代谢过程中均有独特的功能，所以摄入食物不仅在数量上要满足机体对各种营养素的需要，同时质量上也要保证充足的代谢能量，保证机体供能的平衡，加之各营养素彼此间起着相辅相成的作用，所以必须摄入多种食物保证各种营养素之间有适宜的比例。通常是通过膳食调查结合理化和生物的实验室分析方法来测定食物中营养素种类和含量，并通过动物试验及人体测量，根据其生长、代谢、生化等指标来评价食物营养价值。

第二节　人群的膳食需求评价

不同人群的膳食需求评价是公共营养管理者关注的重点，通常通过膳食调查和营养监测的方法来获取。但是因为群体调查的物力和人力投入较繁杂，跨度时间较长，所以人群膳食调查的结果不一能用来精准地确定被调查对象的营养状况。但理论上，通过人群的营养素摄入量与该人群相应的膳食营养素参考摄入量（DRIs）间的关系仍然可能在一定程度上正确地判断该群体的膳食需求并加以分析特定群体的膳食营养供求关系。

《中国居民膳食营养素参考摄入量（2023 版）》是基于正常人群的营养素供给量和机体营养需求量分析而得到的，是衡量所摄入的营养素是否适宜的标准，也是帮助个体和人群制订膳食计划的工具。所以《中国居民膳食营养素参考摄入量（2023 版）》的相关指标特别适合于人体膳食营养分析和评价。

基于《中国居民膳食营养素参考摄入量（2023 版）》的参数在进行群体膳食需求分析时应根据不同的应用目的选择适宜的参数。表 3-1 简要列出了各项参数在膳食评价中的用途。

表 3-1　膳食营养素参考摄入量参数的应用

参数	用于个体	用于群体
EAR	用以检查日常摄入量不足的概率	用以估测群体中摄入不足个体所占的比例
RNI	日常摄入量达到或超过此水平则摄入不足的概率很低	不用于评价群体的摄入量
AI	日常摄入量达到或超过此水平则摄入不足的概率很低	平均摄入量达到或超过此水平表明该人群摄入不足的概率很低
UL	日常摄入量超过此水平可能面临健康风险	用以估测人群中面临过量摄入健康风险的人所占的比例

一、基于平均需要量（EAR）的评价

对于特定人群中的任一个体而言，测定人群需要量低于 EAR 时可以认为食物营养供应需改善，因为个人摄入不足的概率可达调查人群的 50%，即使摄入量提高到 EAR 和 RNI 之间，食物营养供应也可能需要提高，因为他们摄入充足的概率不过 98%。

对人群而言，用 EAR 进行人群营养评估有 2 种方法。

1. 概率法

人群内多数人是正常健康人群时，其营养摄入量接近于 EAR，把人群营养素需要量的分布和摄入量的分布结合起来产生一个估测值，表示有多大比例的个体面临摄入不足的风险。

由人群需要量的分布获得每一摄入水平的摄入不足危险度，由日常摄入量的分布获得群体内不同的摄入水平及其频数。为了计算每一摄入水平的摄入不足危险度，需要知道人群需要量分布的平均值或中位需要量、变异度及其分布形态。实际上，有了人群需要量的分布资料以后，对每一摄入水平都可以计算出一个摄入不足危险度；再加权平均求得人群的摄入不足的概率。

2. 平均需要量切点法

假设人群营养素的摄入量和需要量之间没有相关性时，需要量可以认为呈正态分布；摄入量的变异大于需要量的变异。对于数量极大的人群或者是已制定了 EAR 和 RNI 营养素并符合上述条件者，都可以用本法进行评价。

EAR 切点法不要求计算每一摄入水平的摄入不足危险度，只需简单的计数在观测人群中有多少个体的日常摄入量低于 EAR。这些个体在人群中的比例就等于该人群摄入不足个体的比例。

二、基于推荐摄入量（RNI）的评价

对于人群中特定个体而言，当该个体的摄入量低于 RNI 并不一定说明其就缺乏或不足，如果个体在调查时间内摄入营养素长期低于 RNI，需要结合临床检查或实验检查来判定个体营养状况；如果个体摄入量达到或超过此值，表明该个体没有营养素缺乏的风险。

三、基于适宜摄入量（AI）的评价

对于特定人群中的某个人来说，如果其日常营养素摄入量等于或大于 AI，可以肯定该个体膳食是适宜的；当个人的日常摄入量低于 AI，不能评判其是否适宜进行定量或定性估测。因此 AI 可以限制多数人过高地摄入营养素。

营养素的 AI 和 EAR 之间没有确定的关系，所以不要试图从 AI 来推测 EAR。当人群的营养素平均摄入量在 AI 以下时不能判断群体摄入不足的程度。当人群的平均摄入量等于或大于适用于该人群的营养素 AI 时，可以认为该人群中发生摄入不足的概率很低（以制定 AI 所用营养指标为依据进行判断）。当人群营养素摄入量长期超过 AI，会导致过剩或毒副作用。

四、基于可耐受最高摄入量（UL）的评价

用 UL 衡量个体摄入量是比较短时间内的观测摄入量和 UL，确定该个体的日常摄入量是否过高，是否会危及健康。UL 是一个对正常人群中绝大多数个体（包括敏感个体）不致危害健康的高限。

如果日常摄入量超过了 UL，就有可能对某些个体造成危害。因此，UL 可以避免发生中毒，可用于评价或检查是否摄入量过高。UL 适用于评估摄入营养素过量而危害健康的风险，当摄入量超过 UL 以后，发生中毒的潜在风险增加。

总之，在任何情况下，个人的真正需要量和日常摄入量只能是一个估算结果，因此对个体膳食适宜性评价都是不精确的。对于有 EAR 的营养素，摄入量低于 EAR 者在群体中占的百分数即为摄入不足的比例数。不宜直接比较平均摄入量和 RNI 来评估营养素摄入水平。对于有 AI 的营养素，最多就是比较群体平均摄入量或中位摄入量和 AI 的关系；但当平均摄入量低于 AI 时，没有办法判断摄入不足的比例。日常摄入量超过 UL 者所占的百分数就是人群中有过量摄入风险的比例。

对群体的营养分析应特别注意的是人群中营养素的摄入量低于或高于参考摄入量的人数，通常意味着面临健康危害风险的人数。另外，还需注意的是性别、年龄和体重不同的个体或群体对营养素的需要量一般是不同的。由一个群体的 DRIs 推导另一个群体的 DRIs 时，往往主要依据体重的差别。18~50 岁的成人的代表体重为男 63kg，女 56kg。如果个体差别大，需要作校正，一般在标准体重±5%内不进行校正。

对人群膳食营养分析评价时需要调整营养素摄入量的分布和营养素需要量分布，选择适当的参考值来评估摄入不足或摄入过多的风险。

第三节　膳食计划和食谱编制

膳食调查是人群营养状况调查的主要方式之一，同时也是指导不同人群膳食消费的依据。膳食评价是要根据参考标准确定被观察的膳食是大体上适宜的还是不适宜的，膳食计划是要根据参考标准建议如何合理地摄取食物，这两个应用范畴相互联系。

一、人群膳食计划

膳食计划是各级营养机构或卫生管理机构通过调查、分析和评价，将营养改善作为优先目标的政策和项目。膳食计划不仅是社会和经济发展的一个重要目标，而且理当成为政

府和各级领导优先发展的重要目标。

近五年来的营养监测表明，我国食品供应充足，城乡居民的营养状况有明显改善。但是，营养不良问题仍相当突出，表现为营养缺乏和营养过剩同时存在，我国居民超重及肥胖患病率快速增长，已成为严重的公共卫生问题。《中国居民膳食指南科学研究报告（2021年)》显示，6 岁以下和 6~17 岁儿童青少年超重肥胖率分别达到 10.4% 和 19.0%，成年居民超重或肥胖已经超过一半（50.7%）。要解决这些危害人民健康的营养问题，必须依靠制定并执行不断改进的膳食计划来解决。

从国家层面上制订的膳食计划就是根据全国性营养调查，制订国家食物发展纲要，采取国家食物行动计划，制订居民膳食指南、居民膳食标准和相应的营养法规等。

从社区或某个特殊人群层面上制定的膳食计划，除了配合执行国家水平和省级、地区水平膳食计划外，主要是解决本社区、本单位实际存在的重点营养问题。通过营养干预、媒体宣传、推行学校营养餐、单位营养午餐和举办有效的营养改善活动来解决存在的营养问题；针对脆弱人群、高危人群和病人编制食谱，进行营养咨询、营养教育、营养交流活动。

二、食谱的编制

食谱是指为了合理调配食物以达到合理营养要求而安排的膳食计划。食谱编制是家庭和社区营养的重要工作内容。从时间上划分有日食谱、周食谱、十日食谱、半月食谱、一月食谱等。一般以周食谱较多。

1. 食谱编制的目的

（1）保证营养的需要　食谱编制是将《中国居民膳食指南（2022）》和《中国居民膳食营养素参考摄入量（2023 版）》具体落实到用膳者每餐的膳食中，对正常人来说是保证其合理营养的具体措施，对营养性疾病患者来说是一种基本的治疗措施。不同人群都能按照人体生理需要摄入足够的能量和各种营养素，则可达到合理营养、促进健康的目的。

（2）节约食物资源　根据人体对各种营养素的需要，结合当地食物的品种、生长情况、经济条件和个人饮食习惯等合理选择各类食物，保证人体的营养需要，可提高人民的生活质量，用有限的经济开支来取得最佳的营养效果，节约食物资源。

（3）有计划地管理膳食　对于有计划安排的团体如幼儿园、医院及特殊职业等，按计划科学编制的食谱是烹调人员配餐的依据，可提高其工作效率，保证工作质量。

2. 食谱编制的原则

食谱的编制不是简单的食物推荐和膳食制度推荐，而是一项综合多种营养影响因素进行的科学的膳食制订。编制总原则是满足平衡膳食和合理营养的要求。食谱编制的具体要求主要有以下几点。

（1）满足每日膳食营养素及能量的供给量　要根据用膳者的年龄、生理特点、劳动强度，选用食物并计算其用量，使一周内平均每日能量及营养素摄入量能达到膳食供给量标准，以满足机体需要。

（2）各营养素之间比例适当　除了全面达到能量和各种营养素的需要量外，还要考虑到各营养素之间的合适比例，充分利用不同食物中营养素的互补作用，使其发挥最佳协同作用。

（3）减少烹饪损失　选择食物烹饪方法时，要尽量减少营养素的损失。

（4）注意食物多样性　每天应尽可能选用1~3类适量食物，组成平衡多样的膳食，对同一类食物可更换烹饪方法，尽量做到主食有米有面有杂粮，副食有荤有素有菜汤，注意菜肴的色、香、味、形搭配。

（5）注意营养安全性　食物要新鲜卫生，符合卫生标准；防止食物再污染。

3. 编制食谱的方法

食谱编制方法通常有两种：一种是营养成分计算法，即通过推荐摄入量计算出需要量，再确定食物组成；另一种是食品交换份法，即根据食物成分表将常用食品按所含营养素的特点归类，当前已经出现了一些食谱编制软件可以辅助计算和使用。

下面以营养成分计算法为例，介绍营养成分计算法的通常步骤。营养成分计算法是以能量需要量为基础，并根据情况进行适当调整。首先根据用餐者的年龄、性别、劳动的性质和强度、身体健康状况和其他有关因素，确定 RNI 标准。再选择和计算每日产能营养素供给量。如通常活动量的某 4 岁女童的日食谱和周食谱的营养成分计算法编制步骤如下：

（1）查找总能量和各营养素供给量　从《中国居民膳食营养素参考摄入量（2023 版）》中找出 4 岁女童每日的能量参考摄入量为 5.9MJ（1400kcal），蛋白质参考摄入量为50g。

（2）计算碳水化合物、蛋白质、脂肪供给量　蛋白质为 50g，供能比为 14%，脂肪供能比为 30%，碳水化合物供能比为 56%。

$$蛋白质 = 1400×14\%÷4 ≈ 50g$$

$$脂肪 = 1400×30\%÷9 ≈ 47g$$

$$碳水化合物 = 1400×56\%÷4 = 196g$$

（3）确定常用食物　参照表 3-2 确定常用食物（牛乳、鸡蛋、蔬菜、水果等）的用量。

表 3-2　常用食物用量计算

常用食物	用量/g	蛋白质/g	脂肪/g	碳水化合物/g
牛乳	250	250×3.0% ≈ 8	250×3.2% ≈ 8	250×4.6% ≈ 12
鸡蛋	60	60×12.7% ≈ 8	60×9% ≈ 5	—

续表

常用食物	用量/g	蛋白质/g	脂肪/g	碳水化合物/g
蔬菜	150	—	—	150×3.2%≈5
水果	200	—	—	200×13%＝26
谷类	200	200×8%＝16	—	196-（12+5+26）＝153
食肉类	95	50-（8+8+16）＝18	95×28%＝27	—
豆油	14	—	47-（8+5.4+26.6）＝7	—

资料来源：《中国食物成分表标准版》（第6版）。

（4）计算主食用量　用每天需碳水化合物摄入总量（196g）减去以上常用食物中碳水化合物量，得谷薯类碳水化合物（153g），再除以谷类食物碳水化合物含量（75%）得谷类用量（180g）。

（5）计算副食、油脂用量　计算方法同上，瘦肉蛋白质含量以20%计，食用油的脂肪含量以99%计。

（6）粗配食谱　以上面计算出来的主副食为基础，做出初配每日食谱（表3-3）。

表3-3　初配每日食谱

餐次	饭菜名称	食物名称	食物数量/g
早餐（8：00~）	花卷	富强粉	50
		食油	3
	牛乳		125
早点（10：00~）	蛋糕	面粉	10
		鸡蛋	7
		油	2
午餐（11：30~）	米饭	中熟米	50
	肉末蒸蛋	瘦猪肉	25
		鸡蛋	40
	虾皮圆子	虾皮	5
	白菜汤	瘦猪肉圆子	25
		大白菜	100
		豆油	2
	柑橘		100

续表

餐次	饭菜名称	食物名称	食物数量/g
午点（14：30~）	牛乳		125
	饼干		10
晚餐（17：30~）	饺子	瘦猪肉	45
		韭菜	50
		鸡蛋	13
		标准面粉	75
		豆油	3
	苹果		100

（7）调配日食谱　根据初配的日食谱中食物的选用量，计算组成食物的营养成分，并与食用者的营养素供给量标准进行比较，如果不在 80%~100% 则进行调整，直至符合要求。

（8）编制周食谱　日食谱确定以后，可根据食用者饮食习惯、市场供应情况等因素在同一类食物中更换品种和烹调方法，编制成一周食谱。

第四节　科学配餐

科学配餐是指按人体的需要，根据食物中各种营养成分的含量，设计一日、一周或一段时间的食谱，使人们摄入的营养素比例合理，以达到平衡膳食的要求。这类调配的食物不仅满足人们的生理需求，还能使进食过程成为一种心理上的享受。一日三餐的食谱，在考虑口味、风味的可接受性的基础上，必须考虑营养和特殊需要。

科学配餐不仅要进行食谱编制，要根据配餐服务对象的年龄、性别、劳动强度、健康状况等生理特点，同时综合考虑经济条件、膳食习惯和食物资源等因素，从而选择合适的食物搭配以满足其营养需求，因而食谱编制的方法在科学配餐特别是人群配餐时仍然适用。在此基础上，食谱的营养素搭配参考了实际需求和综合因素分析，因而更适用于数量较大人群的食谱编制，实现真正的合理营养和膳食平衡。

一、营养成分计算法

下面以某 19 岁男大学生的日食谱营养成分与评价为例，介绍营养成分计算法在科学配餐中的应用。

（1）首先按类别将食物归类排序，并列出每种食物的数量，如表 3-4 所示。然后从食物成分表中查出各种食物每 100g 的能量及各种营养素的含量，计算食谱中各种食物所含能量和营养素的量。

表 3-4　19 岁男大学生推荐日食谱

早餐		午餐		晚餐	
食物名称	原料毛重	食物名称	原料毛重	食物名称	原料毛重
馒头	富强粉 100g	米饭	粳米 150g	米饭	粳米 150g
牛乳	牛乳 200g	红烧肉	瘦猪肉 100g	肉丝炒芹菜	瘦猪肉 50g、芹菜 100g
榨菜	榨菜 25g	炒黄豆芽	黄豆芽 150g、植物油 10g、酱油 10g、盐 3g		
卤蛋	鸡蛋 50g、酱油 10g			菠菜豆腐汤	菠菜 150g、豆腐 100g、植物油 10g、盐 3g

以计算 300g 粳米中所含营养素为例，从第 6 版《中国食物成分表标准版》的食物成分表中查出粳米：食部为 100%，每 100g 食部含能量 347kcal，蛋白质 8.0g，脂肪 0.6g，碳水化合物 77.7g，维生素 B_1 0.22mg，维生素 B_2 0.05mg，维生素 B_3 2.6mg，钙 3mg，铁 0.4mg。

$$净重（g）＝毛重（g）×食部（\%）$$

故 300g 粳米的净质量为 300×100%＝300g，所以 300g 粳米可提供：

$$能量＝347kcal×300/100＝1041kcal$$

$$蛋白质＝8.0×300/100＝24g$$

$$脂肪＝0.6×300/100＝1.8g$$

$$碳水化合物＝77.7×300/100＝233.1g$$

$$维生素\ B_1＝0.22×300/100＝0.66mg$$

$$维生素\ B_2＝0.05×300/100×0.15×300/100＝0.15mg$$

$$维生素\ B_3＝2.6×300/100＝7.8mg$$

$$钙＝3×300/100＝9mg$$

$$铁＝0.4×300/100＝1.2mg$$

其他食物计算方法和过程与此类似，结果见表 3-5。

（2）合并所有食物的营养素含量。将各食物的能量和营养素累计相加，就得到该食谱提供的能量和营养素，其合计为：

能量 2425kcal（10.146MJ），蛋白质 90.3g，脂肪 80.6g，碳水化合物 337.5g，维生素 B_1 1.6mg，维生素 B_2 1.2mg，维生素 B_3 18.8mg，维生素 C 54.5mg，钙 674mg，磷 1269mg，铁 19.1mg。

根据《中国居民膳食营养素参考摄入量（2023 版）》18 岁以上成年男子轻体力劳动者的供能和营养素摄入量为：能量 2400kcal，蛋白质 75g，维生素 B_1 1.4mg，维生素 B_2 1.4mg，维生素 B_3 14mg，维生素 C 100mg，钙 800mg，磷 700mg，铁 15mg。

表3-5　19 岁男大学生一日摄入食物与能量分布

类别	食物分类	提供能量	占总能量/%
能量的食物来源/kcal	谷类	1391kcal	57.4
	豆类	147kcal	6.1
	薯类	—	—
	动物性食物	643.5kcal	26.6
	纯能量食物	180kcal	7.4
	其他植物性食物	61.25kcal	2.5
能量的来源/g	蛋白质	90.3g	14.9
	脂肪	80.6g	29.9
	谷类	34.3g	38.3
蛋白质的食物来源/g	豆类	14.85g	16.6
	动物性食物	34.92g	39.1
	其他食物	5.36g	6.0

参照《中国居民膳食营养素参考摄入量（2023 版）》发现，该男子的维生素 B_2、维生素 C、钙摄入偏低，其余均满足。

（3）计算能量、蛋白质、脂肪的食物来源分布。参照中国营养学会（2023）的膳食能量需要量（EER）表计算出食物来源和分布，得出各营养素的量：

$$蛋白质供能占总能量比例 = （90.3g \times 4kcal/g）/2425kcal \times 100\% \approx 14.9\%$$
$$脂肪供能占总能量比例 = （80.6g \times 9kcal/g）/2425kcal \times 100\% \approx 29.9\%$$
$$碳水化合物提供能量占总能量比例 = 100\% - 14.9\% - 29.9\% = 55.2\%$$

优质蛋白质为动物性食物及豆类食物的蛋白质总和，其占总蛋白质的比例：

$$动物性及豆类蛋白质占总蛋白质比例 = 39.1\% + 16.6\% = 55.7\%$$

合理的三大营养素占总热能比为：

碳水化合物占 55%~65%，蛋白质占 10%~15%，脂肪占 20%~30%，优质蛋白质的摄入占总蛋白质的比例以 30%~40% 为宜。

经过比较认为该男生三种供能营养素的供能比例适当，动物性及豆类蛋白质占总蛋白质比已足够。

（4）计算三餐提供能量占全天摄入总能量比例。将早、中、晚三餐所有食物提供的能量分别按餐次累计相加，得到每餐摄入的能量，然后除以全天摄入的总能量，得到每餐提供能量占全天总能量的比例：

早餐　540kcal÷2425kcal×100% ≈ 22.3%

午餐　1077kcal÷2425kcal×100% ≈ 44.4%

晚餐　807kcal÷2425kcal×100% ≈ 33.3%

合理的早、中、晚三餐的能量分配分别占比为30%、40%、30%，该男生的早餐能量偏低、中餐偏高、晚餐基本满足。

（5）膳食模式分析。将该19岁男大学生各种食物摄入量与平衡膳食宝塔建议的中等能量膳食参考摄入量进行比较（表3-6），发现水果和鱼虾明显缺乏，肉禽类、豆类及豆制品、乳类及乳制品偏高，可以适当降低。

表3-6　19岁男大学生与平衡膳食宝塔建议参考摄入量比较

食物	该男生食物量/（g/d）	建议摄入量/（g/d）（约2400kal）
谷类	400	350
蔬菜	425	400
水果	—	300
肉、禽	150	75
蛋类	50	50
鱼虾	—	50
豆类及豆制品	250	35
乳类及乳制品	200	300
油脂	20	25

二、食品交换份法

食品交换份法也称食物交换法，最早是用于糖尿病的食物配膳。该方法将食物成分表进行了简化，将常用食品按所含营养素的特点归类。

1. 食品分类

将食品归为4大类、8小类，如表3-7所示。主要食物类别为：①富含碳水化合物的谷薯类；②富含维生素、膳食纤维、无机盐的果蔬类；③富含优质蛋白质、钙的大豆类、乳类、肉蛋类；④富含油脂类的坚果类、食用油脂类。

2. 列出等值食物各类交换表

以 90kcal 为单位交换份的近似值，计算出每类食品每份的营养素质量分数和食品质量，列出相对应的等值食物表格供交换使用（表 3-7 ~ 表 3-14）。

表 3-7 食品交换的 4 大类、8 小类内容和营养价值

组别	种类	每份质量/g	热量/kcal	蛋白质/g	脂肪/g	碳水化合物/g	主要营养素
谷薯组	谷薯类	25	90	2.0	—	20.2	碳水化合物、膳食纤维
果蔬组	蔬菜类	500	90	5.0	—	17.0	无机盐、维生素、膳食纤维
	水果类	200	90	1.0	—	21.0	
优质蛋白质组	大豆类	25	90	9.0	4.0	4.0	无机盐、维生素、膳食纤维
	乳类	160	90	5.0	5.0	6.0	钙、维生素、优质蛋白质
	肉蛋类	50	90	9.0	6.0	—	维生素、优质蛋白质
油脂组	坚果类	15	90	4.0	7.0	2.0	脂肪、蛋白质
	油脂类	10	90		10		脂肪

表 3-8 等值蔬菜类交换表

（每份供蛋白质 5g、碳水化合物 17g、热能 90kcal）　　　　　　　单位：g

食品	质量	食品	质量	食品	质量
白菜、菠菜、蕹菜	500	韭菜、芹菜、芥蓝	500	胡萝卜	200
青笋、西胡瓜、番茄	500	丝瓜、茄子、苦瓜、冬瓜	500	山药、莲藕、凉薯	150
龙须菜、绿豆芽、黄豆芽	500	鲜菇菌、菜花	500	毛豆（鲜豆类）	70
油菜、韭菜花、蒜薹	500	青菜、冬寒菜、豌豆尖	500	芸豆、扁豆、四季豆	250
萝卜、菜头、菱白、青椒、鲜笋	400	倭瓜、南瓜、菜花	350	百合、芋头	100

表 3-9 等值谷薯类交换表

（每份谷薯类供蛋白质 2g、碳水化合物 20g、热能 90kcal）　　　　　单位：g

食品	质量	食品	质量	食品	质量
大米、小米、糯米、薏米	25	绿豆、红豆、豌豆、芸豆	25	油条、油饼	25
干莲粉子、干粟粉	25	面粉、米粉、玉米粉	25	玉米渣、高粱米	25

续表

食品	质量	食品	质量	食品	质量
咸面包、窝窝头	35	烧饼、烙饼、馒头（无糖）	35	燕麦片、莜麦面	25
马铃薯	125	通心粉、挂面	25	魔芋	85
鲜玉米（中大、带棒心）	200	生面条、魔芋面条	35		

表3-10　等值肉蛋类食品交换表

（每份肉蛋类供蛋白质9g、脂肪6g、热能90kcal）　　　　单位：g

食品	质量	食品	质量	食品	质量
鹅肉	50	肉松	20	猪舌	45
鸡蛋（1个带壳）	60	带鱼	100	猪腰	70
鸡蛋清	150	大黄鱼、鲟鱼	100	（猪、牛、羊）瘦肉	50
鸭蛋、松花蛋	60	草鱼、鲤鱼	80	熟火腿、香肠	20
鹌鹑蛋（6个带壳）	60	蟹肉、鲫鱼	100	猪肥、瘦肉	25
鸡肉、鸭肉	50	对虾、青虾、鲜贝	100	猪肚	100
兔肉	100	水浸海参	350	猪肝	70
午餐肉	35	比目鱼、菱鲆鱼	80	带骨排骨	50

表3-11　等值大豆类食品交换表

（每份大豆提供蛋白质4g、脂肪4g、热能90kcal）　　　　单位：g

食品	质量	食品	质量	食品	质量
腐竹	20	大豆	25	大豆粉	25
豆腐丝/豆腐干[①]	50	油豆腐	30	北大豆（豆腐）[②]	100
南大豆（嫩豆腐）	100	无糖豆浆	400		

注：①豆腐干中大豆与水的比例为1:2磨浆而成。②豆腐中大豆与水的比例为1:4磨浆而成。

表3-12　等值乳类食品交换表

（每份乳类供蛋白质4g、脂肪4g、碳水化合物6g、热能90kcal）　　　　单位：g

食品	质量	食品	质量	食品	质量
乳粉	20	牛乳	160	脱脂乳粉	25
羊乳	160	干酪（起司）	25	无糖酸乳	130

表 3-13 等值水果类、食品交换表

（每份水果类供蛋白质 1g、碳水化合物 21g、热能 90kcal） 单位：g

食品	质量	食品	质量	食品	质量
枇杷、梨桃	200	李子、葡萄	200	橙子、柚子	200
猕猴桃、杏	200	鲜荔枝	150	草莓	300
柿、香蕉	190	西瓜	500	菠萝	100
苹果、橘子	200				

表 3-14 等值油脂、坚果、食用糖类、淀粉类食品交换表

（每份油脂坚果、食用糖类淀粉供脂肪 10g、热能 90kcal） 单位：g

食品	质量	食品	质量	食品	质量
花生油、香油	10	玉米油、菜籽油	10	豆油	10
红花油、猪脂	10	牛脂、羊脂、黄油	10	核桃、杏仁、花生米	25
葵花子（带壳）	25	西瓜子（带壳）	25	食用糖类淀粉	22

3. 推算不同能量交换份分配比例

根据不同热量更换蛋白质、脂肪和碳水化合物的合理分配比例，在不同热量中计算出各类食品的交换份数（表 3-15）。

表 3-15 健康成人不同热能交换份分配比例

热能/MJ（kcal）	总交换份数	谷薯类	蔬果类	肉类	蛋类	乳类	乳制品	坚果	植物油	食用糖类
6.69（1600）	18	10	1.0	1.5	1.0	1.0	0.5	1.0	1.5	0.5
7.53（1800）	20	11	1.0	1.5	1.0	1.5	1.0	1.0	1.5	0.5
8.37（2000）	22	12	1.0	2.0	1.0	2.0	1.0	1.0	1.5	0.5
9.20（2200）	25	14	1.5	2.0	1.0	2.0	1.0	1.0	2.0	0.5
10.04（2400）	27	15	1.5	2.0	1.0	2.0	1.5	1.0	2.0	1.0
10.88（2600）	29	16	1.5	2.5	1.0	2.0	1.5	1.0	2.5	1.0
11.72（2800）	31	18	1.5	2.5	2.0	2.0	1.5	1.0	2.5	1.0
12.55（3000）	33	19	1.5	2.5	2.0	2.0	1.5	1.0	3.0	1.0
13.39（3200）	35	20	1.5	3.0	2.0	2.0	1.5	1.0	3.0	1.0

4. 计算每交换份不同食物的质量

按进餐者每日热能供给量选择交换份分配比例，推算出每日份交换法的食物组成（表 3-16）。

表3-16　轻劳动强度成人每日份交换法食谱设计能量分析

名称	份单位	每单位食物/g	食物质量/g	单位热量/kcal	热量/kcal	蛋白质/g	脂肪/g	碳水化合物/g
谷物	15.0	25	375	90	1350	30	—	303
蔬菜	1.0	500	500	90	90	5.0	—	17
水果	0.5	200	100	90	45	0.5	—	10.5
肉类	2.5	50	125	90	225	25	18	—
蛋	1.0	60	60	90	90	9	6	—
乳类	2.0	160	300	90	168	9.3	9.3	11.2
豆类	1.5	25	35	90	126	12.6	5.6	5.6
坚果	1.0	15	—	—	90	4.0	70	2.0
植物油	2.0	10	20	90	180	—	20	—
食用糖	0.5	22.5	10	90	40	—	—	10
合计	27	—	—	—	2404	95	66	359

5. 编制一日食谱

根据以上原则和提供的数据，利用食物交换份法为指定人群编制一日食谱。

三、软件推荐法

随着科技进步和社会发展，各种营养配餐软件也不断产生，利用计算机和相应的配餐软件可以协助配餐者方便、快捷、准确、高效地完成工作。

现有的营养配餐应用软件尽管表面形式有所不同，但软件辅助配餐的原理都是一样的，就是利用及时更新的 DRIs 和食物成分数据库等基础资料，进行辅助的分类检索、营养成分计算、营养评价或食谱设计功能等。

营养配餐软件是辅助配餐的便利、简化的手段和工具，一定要根据配餐对象的具体情况灵活调整使用。

📝 **思考题**

请根据某大学校园学生的营养状况分析，进行合理的营养配餐设计。

✦ 知识拓展

WS/T 552—2017《老年人营养不良风险评估》

营养筛查与评估是开展规范化营养支持的基础，对不同年龄结构的人群开展营养监测与膳食引导，对科学指导饮食、保证特定人群健康和降低疾病风险具有重要意义。

鉴于中国老年人数量庞大、营养缺乏和营养摄入过剩现象并存的实际情况，2017 年发布的《老年人营养不良风险评估》（WS/T 552—2017），制订了适用于我国 65 岁及以上老年人营养不良筛查方法，其中提供了详细的《老年人营养不良风险评估表》，包括各项评估项目的具体描述和评分细则，如基本情况（姓名、年龄、性别、身高、体重等），初筛项目（BMI、近三个月体重变化、活动能力、牙齿状况等），以及更深入的评估项目（慢性病数、服药种类、是否独居等），用以综合评价老年人的营养状况。

《老年人营养不良风险评估》有助于开展老年人营养监测与膳食引导，科学指导老年人补充营养、合理饮食，提高老年人生活质量和健康水平。此外，改善营养对慢性退行性疾病的早发现、早干预具有重要作用，也是今后我国社会和谐健康发展的需要。

第四章
孕龄妇女的营养与膳食

学习目标

1. 了解孕前、孕中和哺乳期妇女所需营养特点。
2. 掌握孕龄妇女的推荐膳食原则。

思政阅读4

党的二十大报告强调，要优化人口发展战略，建立生育支持政策体系，降低生育、养育、教育成本。我党历来高度重视妇女儿童事业的健康发展，通过加强顶层设计，巩固完善制度，优化配置资源，在妇幼健康工作中取得显著成就。因此，我国被世界卫生组织评定为"全球十个妇幼健康高绩效国家之一"。

思政阅读4

我国在党的二十大后首次发布《中国妊娠期妇女体重增长值推荐标准》，这是践行健康中国数字化战略的首个"中国方案"，详情请扫码阅读。

第一节　备孕妇女的营养与膳食

健康的身体状况、合理的膳食结构、均衡的营养供给，是孕育新生命必需的物质基础。孕龄妇女应在健康与营养状况均调整到最佳状态时再准备孕育下一代，以避免相关炎症及营养素缺乏对受孕和妊娠结局的不良影响。

备孕是指育龄妇女有计划地怀孕并对优孕进行必要的前期准备，是优孕与优生优育的重要前提。备孕妇女的营养状况直接关系着孕育和哺育新生命的质量，并对妇女及其下一代的健康产生长期影响。

一、备孕妇女的营养需求

备孕妇女要注意将健康和营养状况调至最佳后再怀孕，如将体重调整至正常范围（BMI 为 $18.5 \sim 23.9 kg/m^2$）并注意重要营养素如叶酸、铁、碘等的储备，保持良好的营养状态和生活习惯。

1. 补充叶酸

妊娠前四周是胎儿神经管分化和形成的重要时期，缺乏叶酸会增加胎儿发生神经管畸形及早产的风险。育龄妇女从计划妊娠开始应尽可能早地摄取富含叶酸的食物，从怀孕前 3 个月开始需补充 $400 \mu g$ DFE/d 叶酸，持续至分娩。

2. 补铁

妇女孕前缺铁易导致早产、孕期母体体重增长不足以及新生儿低出生体重。因此，育龄妇女应储备足够的铁以备孕期利用。孕前期，妇女应适当摄入含铁丰富的食物，如动物血、肝脏和红肉等，缺铁或贫血的育龄妇女可在医生指导下补充铁剂。

3. 补碘

妇女缺碘可增加新生儿将来发生呆小症（克汀病）的概率，为避免孕期碘缺乏对胎儿智力和体格发育产生不良影响，备孕妇女除选用碘盐外，还建议在备孕期和孕早期每周摄入 1 次富含碘的海产食品。每天由碘盐获得 $120 \mu g$ 碘，还要摄入海带、紫菜、贻贝等食物保证额外补充碘 $110 \mu g$ 左右，以满足备孕妇女碘需要量。

4. 戒烟、禁酒

经常吸烟或饮酒，会影响精子或卵子的发育，造成精子或卵子畸形，影响受精卵在子宫的顺利着床和胚胎发育，导致流产。酒精可以通过胎盘进入胎儿血液，造成胎儿宫内发育不良、中枢神经系统发育异常、智力低下等。故孕妇在孕前和整个怀孕期间都应远离烟酒。

二、备孕妇女的合理膳食

1. 适当多吃补铁食品

备孕妇女应常吃富含铁的食物，如动物内脏、猪血、木耳、菠菜、芹菜等。

2. 多吃补叶酸食品

孕前 3 个月开始注意补充叶酸，多摄入富含叶酸的食物：①深色蔬菜，如菠菜，其富含维生素 C、叶酸，能平衡内分泌功能，但菠菜中的草酸会伤胃，食用前必须用热水焯过；

韭菜、小白菜等绿色蔬菜中也含有丰富的叶酸；②水果，如柑橘、奇异果、杨梅、草莓、樱桃、石榴、葡萄等；③谷物，如大麦、米糠、小麦胚芽、糙米等。这类食物，不仅可以补充叶酸，还可以利尿、降血压、消食、预防便秘；④动物肝脏，可每周食用一次。但肝脏中含有丰富的胆固醇和胆酸，应适量食用不宜多吃。

备孕妇女补铁膳食一日食谱举例见表4-1。

表4-1　补铁膳食一日食谱举例

餐次	食品	主要原料及其质量
早餐	肉末花卷	面粉50g，瘦猪肉10g
	煮鸡蛋	鸡蛋50g
	牛乳	鲜牛乳200mL
	水果	橘子150g
午餐	米饭	粳米150g
	甜椒炒肉丝	猪肉（瘦）50g，甜椒100g
	清炒油菜	油菜（小白菜）150g
	鸭血粉丝汤	鸭血50g，粉丝10g
晚餐	牛肉馅馄饨	面粉50g，牛肉50g，韭菜50g
	芹菜炒香干	芹菜100g，香干15g
	煮红薯	红薯25g
	水果	苹果150g
加餐	酸乳	酸乳100mL
全天	—	植物油25g，碘盐不超过5g

第二节　孕期妇女的营养与膳食

从怀孕开始到分娩生育期间，是饮食的关键时期。保证营养充足且能均衡吸收，是孕期妇女（以下简称孕妇）亟须关注的问题。妇女在怀孕期间，胎儿身体器官在不断发育，需要充足的营养，如果孕期不注意营养均衡，会导致胎儿发育迟滞，孕妇在产后也会身体虚弱。为了适应和满足胎儿在子宫内生长发育的需求，与孕前相比，妇女在孕期的生理状态和代谢都会有较大改变，如心输出量增加，蛋白质合成代谢加强，内分泌功能、消化功能、肾功能和体重、血液成分的改变等，营养素、营养素代谢产物的浓度也有较大改变。这些改变通常随着妊娠时间的增长越来越明显，直到产后才会逐渐恢复至孕前水平。

一、孕期妇女的营养特点

孕期胎儿的生长发育、母体乳腺和子宫等生殖器官的发育以及分娩后泌乳都需要额外的营养，孕妇的营养需要在非孕妇女的基础上均有所增加，应根据胎儿生长速率及母体生理和代谢的变化进行适当的调整。

1. 能量

与非孕妇女相比，孕妇对能量的需要量更大，除了维持自身外，还包括胎儿的生长发育、胎盘和母体组织增长以及母体用于产后泌乳的脂肪储备。孕早期孕妇的基础代谢并无明显变化，到孕中期时逐渐升高，孕晚期基础代谢增高 15%～20%。膳食能量推荐摄入量（RNI）为孕中、晚期在非孕妇女能量推荐摄入量的基础上每日分别增加 250kcal 和 400kcal。

2. 蛋白质

孕妇在妊娠期间必须不断从食物中摄入足够数量的蛋白质，以满足自身及胎儿生长发育的需要。按照蛋白质的利用率为 70% 计算，中国营养学会《中国居民膳食营养素参考摄入量（2023 版）》推荐孕期蛋白质摄入量：孕早期保持不变，孕中和孕晚期分别比非孕同龄妇女增加摄入 15g/d 和 30g/d。孕妇饮食应多样化，才能摄入多种蛋白质。蛋白质摄入量由孕早期的 55～60g/d，增加为中、晚期的 70g/d 和 60g/d。妊娠期膳食中的优质蛋白质至少占蛋白质总量的 1/3 以上，可基本满足妇女在孕期的需要。

3. 脂肪

孕妇的膳食中应该有适量的脂肪以保证胎儿神经系统的发育和成熟。妊娠过程中，孕妇平均需积累 2～4kg 脂肪以备产后泌乳。摄入的脂肪应包括丰富的磷脂和不饱和脂肪酸，磷脂是大脑结构和功能成分，是脑组织发育的物质基础；不饱和脂肪酸特别是花生四烯酸（ARA）、二十二碳六烯酸（DHA）、二十碳五烯酸（EPA）等在胎儿早期视网膜及中枢神经细胞膜的发育过程中起着重要作用，孕妇要特别注意这些脂肪的摄入，以促进胎儿的脑神经和智力发育。《中国居民膳食营养素参考摄入量（2023 版）》推荐妊娠期膳食脂肪的供能百分比为 20%～30%，其中饱和脂肪酸、单不饱和脂肪酸、多不饱和脂肪酸均<10%；亚油酸和亚麻酸的供能百分比分别为 4.0% 和 0.6%。

4. 矿物质

孕妇血浆容量和肾小球滤过率增加，使得血浆中矿物质的含量随妊娠的发展逐步降低。孕妇极易缺乏的无机盐为钙、铁、锌、碘等。

（1）钙　钙是人体内含量最多的无机元素。胎儿生长发育至成熟，体内需积累约 30g钙，孕早期胎儿储钙量较少，到了孕晚期钙的储留量大幅增加。除胎儿需要外，母体泌乳也需要储留部分钙，因此，妊娠期钙的需要量增加。中国营养学会建议妊娠期间钙的适宜摄入量（AI）为孕早期 800mg/d，孕中期 1000mg/d，孕晚期 1200mg/d。孕妇应增加含钙丰富的食物，膳食中摄入钙不足时可适当补充一些钙制剂。

妊娠期缺钙可引起孕妇腰腿疼痛。钙作为凝血因子的激活剂，参与机体的凝血过程，钙量充足的孕妇在分娩时不会丢失过多血液。当孕妇钙摄入量轻度或短暂性不足时，母体血清钙浓度降低，继而甲状旁腺激素的合成和分泌增加，加速母体骨骼和牙齿中钙盐的溶出，以维持正常的血钙浓度和满足胎儿对钙的需要量；当严重缺钙或长期缺钙时，血钙浓度下降，母体可发生小腿抽筋或手足痉挛，严重时可导致骨质软化症，胎儿也可发生先天性佝偻病（维生素 D 缺乏症）。

（2）铁　孕妇缺铁性贫血是个普遍存在的问题，分娩时由于失血会损失铁，胎儿肝脏内也需要储存一部分铁，以供胎儿出生后约半年内对铁的需要，因此，妇女在妊娠期对铁的需要明显增加。如果妊娠期膳食中铁的摄入量不足，容易导致孕妇出现缺铁性贫血、胎儿铁储备量不足等。为预防铁缺乏，孕妇每日须摄入一定量的铁，AI 为孕早期 15mg/d，孕中期 25mg/d，孕晚期 35mg/d。

妊娠期应补充一定量的动物肝、血、瘦肉等食物。我国膳食铁的来源多数为植物性食物所含的非血红素铁，吸收率不足 10%，完全由其给孕妇供给铁，很难满足需要。孕妇每天摄入 20~50g 瘦肉可提供铁 1~2.5mg；每周摄入 1~2 次动物血和肝脏，每次 20~50g 可提供铁 7~15mg，基本能满足妊娠期铁的需要，如果仍然缺铁，应给孕妇适当补充铁制剂或铁强化食品。

（3）锌　妊娠期间留存在母体和胎儿组织中的总锌量为 100mg，其中约 53mg 储存在胎儿体内。研究表明，妊娠期妇女锌的摄入量充足，有利于胎儿生长发育和预防先天缺陷。妊娠期妇女的血浆锌水平比非妊娠妇女低约 35%，所以在妊娠期有必要增加锌的摄入量。中国营养学会建议，锌的推荐摄入量（RNI）在妊娠期比非孕期增加 2.0mg/d，摄入量为 10.5mg/d。

（4）碘　妊娠期甲状腺机能旺盛，碘的需求量也增加。妊娠期妇女缺碘易导致胎儿甲状腺功能低下，使胎儿生长发育迟缓，产生克汀病。妊娠早期缺碘，胎儿甲状腺激素不足，会损害胎儿的中枢神经系统，发生智力、听力障碍，影响孩子终生。碘的推荐摄入量为 230μg/d，比妊娠前增加 110μg/d。

5. 维生素

动物试验表明，母体缺乏维生素，可能会导致胎儿生长发育迟缓及先天性畸形。

（1）维生素 A　在妊娠期间不仅母体需维持本身的健康和正常生理功能，胎儿也要储存一定量的维生素 A 于肝脏中。孕妇缺乏维生素 A 可能导致胎儿宫内发育迟缓、死亡、畸形、婴儿低出生体质及早产。中国营养学会及世界卫生组织均建议孕妇通过摄取富含类胡萝卜素的食物来补充维生素 A。我国孕妇维生素 A 的推荐摄入量为孕早期 660μgRAE/d，孕中、晚期 730μgRAE/d。虽然维生素 A 是胎儿所必需的，但动物试验表明，母体摄入过多的维生素 A 对胎儿有致畸作用，且能影响胎儿骨骼的正常发育，尤其是在孕早期。因此，孕妇应避免摄入过多维生素 A。

（2）维生素 D　维生素 D 可促进钙的吸收和钙在骨骼中的沉积。妊娠期间维生素 D 缺乏可导致母亲和婴儿的多种钙代谢紊乱，包括孕妇骨质软化症，新生儿低钙血症、手足抽搐，婴儿牙釉质发育不良等症。因此，补充维生素 D 非常重要。《中国居民膳食营养素参考摄入量（2023 版）》建议妊娠期维生素 D 的 RNI 与非孕妇女相同，为 $10\mu g/d$。孕妇每天补充 $10\mu g$ 维生素 D，可降低母体骨软化症和新生儿低钙血症及手足抽搐的发病率。维生素 D 在紫外线照射下可在皮下合成，在缺乏日光照射的地区，食源性维生素 D 显得尤为重要。但维生素 D 也不能补充过多，过量也可导致婴儿发生高钙血症而引发维生素 D 中毒。

（3）维生素 B_1　在妊娠期间，母体新陈代谢增高，维生素 B_1 的需要量与新陈代谢成正比，因此孕妇对维生素 B_1 的需要量也相应增加。维生素 B_1 不能在体内长期储存，因此需要足够的膳食摄入量。缺乏维生素 B_1 会影响胃肠道功能，此外，妊娠早期缺乏维生素 B_1 会导致胎儿出生后出现先天性的脚气病，所以要特别注意维生素 B_1 的摄入。我国孕妇的维生素 B_1 RNI 为 $1.5mg/d$。

（4）维生素 B_2　孕妇缺乏维生素 B_2 会导致胎儿出现生长发育迟缓、缺铁性贫血等病症。我国孕妇维生素 B_2 的 RNI 为 $1.4mg/d$。

（5）维生素 B_6　维生素 B_6 与体内氨基酸、脂肪酸和核酸的代谢有关。维生素 B_6 与叶酸、维生素 B_{12} 联用能预防妊娠高血压。我国孕妇维生素 B_6 的 RNI 为 $2.4mg/d$，维生素 B_{12} 的 RNI 为 $2.9mg/d$。

（6）叶酸　孕妇对叶酸的需要量大为增加。多项研究已证实补充叶酸可预防神经管畸形。叶酸摄入量不足或者营养状态不良的孕妇娩下的新生儿易伴有出生体质量低、胎盘早剥和神经管畸形等症。神经管畸形是新生儿常见的一种先天畸形，又称无脑儿、脊柱裂等。妊娠期叶酸摄入量是决定神经管畸形危险性的重要因素，在怀孕前后补充叶酸，可预防大多数神经管畸形的发生。我国孕妇叶酸的 RNI 为 $600\mu g/d$。

（7）维生素 C　维生素 C 是一种重要的保护性营养素，对胎儿的生长发育、造血系统的健全、机体的抵抗力等都有促进作用。妊娠期膳食中如果缺少维生素 C，可能造成流产和早产，胎儿出生后也易患贫血与坏血病。我国孕妇维生素 C RNI 为孕早期 $100mg/d$，孕中期、孕晚期为 $115mg/d$。

二、孕期妇女的膳食

妊娠期的膳食应随着孕妇的生理变化和胎儿生长发育的状况而进行合理调配。

1. 孕早期的膳食原则

由于孕早期大多数孕妇会发生恶心、呕吐、食欲下降等妊娠反应，会影响营养的摄入，因此，孕早期妇女膳食宜清淡、适口。

孕早期膳食应注意以下几点：

①选择清淡、易消化、能够增进食欲的食物，尽可能多地摄取食物。

②少食多餐，有些孕妇在孕早期反应比较重，不必强调饮食的规律性，应根据孕妇的反应及时调整饮食，保证进食量。

③保证碳水化合物的摄入，保证能量供应，每天至少摄入150g碳水化合物（约200g谷类）。

④多摄入叶酸和B族维生素等，以预防胎儿神经管畸形和贫血的发生。妇女应从计划妊娠开始就要摄取富含叶酸的食物，受孕后每日应继续补充叶酸400~600μg，至妊娠期结束。

2. 孕中期的膳食原则

孕中期是胎儿身体发育、特别是大脑发育及母体自身组织迅速增长的阶段。此时，妊娠反应开始消失或减轻，孕妇食欲好转。

孕中期的膳食应注意以下几点：

①增加能量和各种营养素的摄入。鱼、禽、蛋、瘦肉是优质蛋白质的良好来源，鱼类可提供多不饱和脂肪酸；蛋类可提供磷脂酰胆碱、维生素A和维生素B_2。

②增加乳品的摄入。乳和乳制品的蛋白质含量丰富，是妊娠期补充蛋白质的良好食物来源，同时也是钙的良好来源。

③摄入富含钙、铁、碘等矿物质的食物。从孕中期开始，孕妇血容量和血红蛋白增加，同时胎儿也需要储备铁，增加铁的摄入量，可促进胎儿生长发育。

④荤素搭配，合理膳食。多食粮谷类、薯类、新鲜蔬菜水果等富含膳食纤维的食物，可预防孕妇便秘。

3. 孕晚期的膳食原则

孕晚期是胎儿肌肉、骨骼、大脑等生长发育最快的阶段。孕妇对营养素的需要量较孕中期有所增加。

孕晚期的膳食应注意以下几点：

①限制高能量食物的摄入，身体有适量的活动，维持体重的适宜增长，避免孕妇增重过多、胎儿过大，给自然分娩带来困难。在身体允许的条件下，可以每天进行不少于30min的低强度身体活动，或1~2h的户外活动，如散步等。

②膳食中增加乳和乳制品，保证钙的摄入。

③少进食含钠盐多的食物。

④摄入富含膳食纤维的食物，预防孕妇便秘。

⑤避免含咖啡因的饮料，禁烟酒。妊娠期一日合理膳食组成可参考表4-2。

表 4-2　妊娠期一日合理膳食组成　　　　　　　　　　单位：g/d

食物类别	孕早期	孕中期	孕晚期
粮谷类	200~300	200~250	225~275
薯类	50	75	75
大豆及制品	50	20	20
肉蛋禽鱼	130~180	150~200	175~225
蔬菜（绿叶）	300~500	400~500	400~500
水果	200~300	200~300	200~300
乳	300	300~500	300~500
植物油	25	25	25

第三节　哺乳期妇女的营养与膳食

随着胎儿的娩出，产妇即进入以乳汁哺育婴儿的哺乳期。哺乳期是母体用乳汁哺育新生子代，使其获得最佳生长发育并奠定一生健康基础的特殊生理阶段。哺乳期妇女（乳母）既要分泌乳汁、哺育婴儿，还要逐步补偿妊娠、分娩时的营养素损耗以促进各器官、系统功能的恢复，因此哺乳期妇女比非哺乳妇女需要更多的营养。

产后妇女雌激素、孕激素水平急剧下降，哺乳期妇女基础代谢比非哺乳期妇女高 20%，这样更有利于营养物质的吸收和利用，保证机体的恢复和哺乳的顺利完成。为了保证分泌优质的乳汁，乳母应补充各种营养物质，如优质蛋白质、足够量的脂肪，还应该适当补充维生素、矿物质和水。每天摄入的热量要在原来的基础上增加 30% 左右。此外，乳母需要补充大量的钙，如果分泌乳汁较多，所需钙量就会更大，若钙的摄入量不足，乳母易发生骨质疏松等问题。

一、哺乳期妇女的营养需求

1. 能量

哺乳期妇女对能量需要量较大，摄入能量既要满足母体自身对能量的需要，又要供给乳汁所含的能量和乳汁分泌过程本身消耗的能量。正常情况下产妇在产后第二天约泌乳100mL，至第二周 500mL，产后 12d 至 1 个月时 650mL，3 个月时达 750~850mL，《中国居民膳食营养素参考摄入量（2023版）》推荐乳母能量摄入量应较正常妇女增加400kcal/d，推荐摄入能量为2100~2800kcal/d。泌乳量与母亲体重可以作为衡量乳母摄入能量是否充足的依据，当母体能量摄入适当时，分泌的乳汁量既能使婴儿饱足，又能使母体逐步恢复到孕前体重。

2. 产能营养素

（1）蛋白质　乳母蛋白质的摄入量对乳汁分泌能力、乳汁质量影响最明显。如果乳母膳食中的蛋白质含量少、质量差，则乳汁分泌量明显减少，并影响到乳汁中蛋白质氨基酸的组成，如赖氨酸和甲硫氨酸含量降低。因此，供给乳母足量、优质的蛋白质非常重要。《中国居民膳食营养素参考摄入量（2023版）》建议乳母每日蛋白质的摄入量应在非孕妇女基础上增加20~25g，其中一部分应为优质蛋白质。一些富含蛋白质的食品，如牛肉、鸡蛋、动物肝和肾等，有促进泌乳的作用。

（2）脂肪　乳母膳食中必须有适量脂肪，尤其是多不饱和脂肪酸。当母体热能摄入和消耗相等时，乳汁中脂肪酸与膳食脂肪酸的组成相似。母乳中脂肪含量与母体膳食脂肪的摄入量有关。婴儿脑发育与摄入脂类密切相关，尤其是不饱和脂肪酸，如二十二碳六烯酸（DHA），对中枢神经发育特别重要。脂溶性维生素的吸收也需要脂肪。因此母体的脂肪摄入既要满足母体自身活动需要、乳汁分泌所需的能量需求，又要满足婴儿中枢神经系统发育及脂溶性维生素吸收等的需要。目前我国还没有关于脂肪的每日推荐供给量，但其所供给的能量应低于总摄入能量的1/3。母体每日摄入脂肪供给的能量以占总能量的20%~30%为宜，动物性脂肪和植物性脂肪应适当搭配。

（3）碳水化合物　乳母的膳食中碳水化合物应提供55%~65%的膳食总能量。《中国居民膳食营养素参考摄入量（2023版）》推荐乳母每日摄入碳水化合物150g，比普通同龄妇女多50g/d。

3. 矿物质元素

母乳中主要矿物质，如钙、磷、镁、钾、钠的浓度一般不受母体膳食的影响。微量元素碘和硒的膳食摄入量增加，乳汁中的含量也会相应增加。

（1）钙　钙的需要量是指维持母体钙平衡量和乳汁分泌所需要的钙量之和。母乳中的钙含量较为稳定，约为43mg/100mL。如果母体膳食钙摄入量不足，就会动用骨髓中的钙来维持乳汁中钙含量的稳定，使母体钙储备降低。母体因缺钙可能导致患上骨质软化症，出现腰腿疼痛、抽搐等症状。为保证乳汁中正常稳定的钙含量及母体钙平衡，乳母需增加钙的摄入量，日常膳食最好要增加乳及乳制品的摄入量，多食用富含钙质的食物，也可补充钙剂、骨粉等。此外，还要注意补充维生素D，常晒太阳以促进钙的吸收和利用。

（2）铁　铁元素难以通过乳腺输送到乳汁，因此人乳中铁含量很低，仅为0.05mg/100mL，增加乳母膳食中铁的摄入量虽然可以升高血清中铁的水平，但对乳汁中铁含量的影响并不明显。为预防母体发生缺铁性贫血，膳食中应注意铁的补充，多供给富含铁的食物。

《中国居民膳食营养素参考摄入量（2023 版）》推荐乳母铁的适宜摄入量为 24mg/d，可耐受最高摄入量为 42mg/d。通过日常膳食虽然可以达到适宜摄入量，但是由于铁的利用率低，特别是植物性食物来源的铁，因此仍然需要另行补充以预防缺铁性贫血的发生。

（3）锌　锌与婴儿的生长发育及免疫功能有密切关系，还有助于增加乳母对蛋白质的吸收和利用。乳汁中锌的含量受母体膳食中锌的摄入量影响。乳母膳食锌的参考摄入量为 13mg/d，可耐受最高摄入量为 40mg/d。

（4）碘　乳母的基础代谢率和能量消耗均增加，碘的摄入量也要相应增加。乳汁中碘浓度高于母体血浆中碘的浓度。乳汁中的碘含量受母体膳食的影响，母体摄入的碘可立即出现在母乳中。碘还与婴儿神经系统的生长发育及免疫功能密切相关。《中国居民膳食营养素参考摄入量（2023 版）》推荐乳母膳食碘的参考摄入量为 240μg/d，碘的摄入量比非哺乳期妇女增加 120μg/d。乳母可多吃海带、紫菜等海产品以增加碘的摄入量。

4. 维生素

（1）维生素 A　维生素 A 能部分通过乳腺，母体维生素 A 的摄入量可影响乳汁中维生素 A 的含量。乳母膳食中维生素 A 的推荐摄入量为 1200μg/d，可耐受最高摄入量为 3000μg/d。我国膳食中维生素 A 一般供应不足，母体需要多选用富含维生素 A 的食物。但膳食中维生素 A 转移到乳汁中的量有一定限度，超过这个限度，乳汁中的维生素 A 含量不再按比例增加。

（2）维生素 D　维生素 D 几乎不能通过乳腺，所以母乳中维生素 D 含量很低。日常膳食中富含维生素 D 的食物很少，可通过多晒太阳来补充维生素 D，如需补充维生素 D 制剂，需要在医生的指导下使用，补充过量对身体有害。《中国居民膳食营养素参考摄入量（2023 版）》推荐乳母膳食维生素 D 摄入量为 10μg/d，可耐受最高摄入量为 50μg/d。

（3）维生素 E　维生素 E 具有促进乳汁分泌的作用。母体维生素 E 每日适宜摄入量为 17mg α-生育酚当量。植物油中特别是豆油、葵花籽油维生素 E 含量能够满足需要。

（4）维生素 B_1 和维生素 B_2　维生素 B_1 是乳母膳食中很重要的维生素。维生素 B_1 能促进食欲和乳汁分泌，如果母体膳食中缺乏维生素 B_1，会导致乳汁中缺乏维生素 B_1，严重时可引起婴儿脚气病。母体膳食维生素 B_1 和维生素 B_2 的参考摄入量分别为 1.5mg/d 和 1.7mg/d，母体应增加富含维生素 B_1 的食物摄入量，可多食瘦猪肉、粗粮和豆类等食物。增加维生素 B_2 的摄入，可多吃肝、乳、蛋以及蘑菇、紫菜等食物。

（5）烟酸　乳母膳食中烟酸（维生素 B_3）的推荐摄入量为 12mgNE/d，可耐受最高摄入量为 35mgNE/d。通过膳食的合理搭配能够满足身体需要。

（6）叶酸　乳母对于叶酸（维生素 B_{11}）的需要量也高于正常女性，人体自身不能合成叶酸，正处于哺乳期的妇女，母乳中的叶酸浓度比体内的叶酸浓度高很多，此时期如果叶酸缺乏，母体内的叶酸水平低，会出现叶酸缺乏的情况，从而导致一系列的不良后果，最常见的是对血管造成不可逆损伤，表现为血栓、动脉粥样斑块、增加患心血管疾病风险等。妇女在哺乳期，应该适当的补充叶酸。膳食中每日叶酸参考摄入量为550μg，可耐受最高摄入量为1000μg/d。

（7）维生素 C 乳母膳食维生素 C 的推荐摄入量为130mg/d，可耐受最高摄入量为1000mg/d。经常吃新鲜蔬菜与水果，特别是鲜枣与柑橘类果品，可满足需要。

5. 水

乳母每日摄入的水量与乳汁分泌量密切相关。母乳中90%为水分，水分摄入不足，可使乳汁的分泌量减少。母体平均每日泌乳量为750~800mL，所以母体每日应从食物及饮水中比成人多摄入1000~1100mL水。可以通过多次喝水、多吃流质食物如肉汤、粥等，来补充水分。

二、哺乳期妇女的合理膳食

健康而营养状况良好的产妇，乳汁中的蛋白质含量比较稳定，膳食对乳汁中所有的营养素的影响不明显。但是如果产妇在孕期和哺乳期的蛋白质与能量均处于不足或缺乏的状态，其营养状况就会影响乳汁的营养素水平。

从胎儿娩出至产妇除乳腺外的其他器官恢复或接近正常未孕状态的水平，一般需要6周左右时间，一般正常分娩后1h即可让产妇进食易消化的流质或半流质食物，如稀饭、肉汤面、蛋羹等，次日起可进食普通食物，食物首选富含优质蛋白质的平衡膳食。对于剖宫手术的产妇，在手术后约24h胃肠功能才能恢复，应再给予术后流食1d，但忌用牛乳、豆浆、大量蔗糖等胀气食品，需情况好转后给予半流质食物1~2d，再转为普通膳食。

1. 哺乳期妇女的膳食推荐

乳母的合理膳食是泌乳的基础，良好的泌乳和适量的身体活动有利于身体复原和保持正常的体重，因此乳母要保持合理膳食。

（1）产褥期食物多样不过量，坚持整个哺乳期营养均衡 与非哺乳妇女一样，乳母的膳食要品种多样，保证摄入充足的能量和全面充足的营养素，不偏食、不挑食。在中国民间，产褥期也称为"月子"或"坐月子"。月子饮食常被过分重视，月子期间往往过量摄入肉类和蛋类，以致能量和脂肪摄入过剩；许多地区月子风俗甚至还保留着不同的食物禁忌，如不吃或少吃蔬菜、水果、海产品等，这容易造成微量营养素摄入不足。只有摄入多种食物，才能提高乳汁质量，有利于婴儿的生长发育。少吃多餐，每日4~5餐，养成良好的膳食习惯，控制碳水化合物的摄入，不宜过量。随着经济发展和生活方式的改变，体脂含量和体重滞留率过高也会危害乳母的健康，所以要合理摄入食物，保持整个哺乳期的营养均衡。

（2）适量增加富含优质蛋白质及维生素 A 的动物性食物和海产品，选用碘盐，合理补充维生素 D 乳母的营养状况是泌乳的基础，如果哺乳期营养不足，将会导致乳汁分泌量减少、乳汁质量降低，并影响母体健康。除了保持多样化的膳食之外，乳母要注意在三餐中增加蛋、鱼、肉、乳、海产品的摄入，以补充优质蛋白质和钙，并促进乳汁分泌。此外，大豆及其制品是优质蛋白质的良好来源，乳制品、豆类、小鱼和小虾均含有丰富的钙质。牛乳可以是鲜乳、低脂乳、无脂乳、炼乳或乳粉；乳汁中脂溶性和水溶性维生素的含量均会不同程度受产妇膳食的影响。增加新鲜蔬菜、水果的摄入可补充多种维生素、矿物质、膳食纤维，促进食欲，防止便秘，并促进乳汁分泌。保证能够摄取足够的维生素 C，每日可有两次食用橘子、葡萄柚、番茄、生卷心菜或浆果。为保证摄取足够的维生素 A，每日应食用一种深绿叶蔬菜或淡黄叶蔬菜。

（3）家庭支持，愉悦心情，充足睡眠，坚持母乳喂养　母乳喂养不仅可促进婴幼儿体格、心理行为、免疫功能等的发育，还可降低其成年后患慢性病的风险；对于乳母而言，母乳喂养可降低产后出血和体重滞留风险，延长闭经时间，降低乳腺癌和卵巢癌的发生风险等。家庭和谐与亲人的支持，可使乳母保持良好的情绪。此外，乳母每日应保证 7~9h 的充足睡眠。

（4）增加身体活动，促进产后恢复健康体重　合理膳食和适宜身体活动联合干预被认为是产后体重管理最安全有效的措施。中国传统习俗中的"月子膳食"往往并不合理，容易摄入过多动物性食物，而蔬菜水果和膳食纤维等摄入不足，以致能量过剩，导致产后体重滞留。产后要循序渐进积极进行身体活动，WHO 建议产后女性逐步恢复到每周至少150min 中等强度有氧运动，这被认为是对产后体重恢复非常有利的。

（5）多喝汤和水，限制浓茶和咖啡，忌烟酒　乳母要多进食汤粥及含水分多的食物，不宜喝太浓、脂肪太多的汤，应尽量少食刺激性食物。不可多吃巧克力、浓茶和咖啡，这些食物里含有的咖啡因会渗入母乳并在婴儿体内蓄积，能伤害婴儿神经系统和心脏，并使肌肉松弛，排尿量增加，使婴儿消化不良、睡眠不稳、哭闹不停。哺乳期间应忌烟酒，吸烟、饮酒会影响乳汁分泌，其含有的尼古丁和酒精也可通过乳汁进入婴儿体内，影响婴儿睡眠及精神运动发育。

2. 促进泌乳的膳食调理

影响泌乳量的因素主要包括婴儿和乳母两个方面，其中婴儿吸吮是母亲泌乳反射和排乳反射的启动因素。对乳母而言，膳食调理可保证乳汁的正常分泌和质量。

（1）合理膳食　合理营养是乳汁分泌的物质基础，而食物多样是充足营养的保障。乳母应做到合理膳食，食物多样，对健康食物无禁忌。

（2）调整产后心理和情绪　产后乳母心理和情绪可能发生变化，一般会在产后 10~14d 明显改善；要积极调整产后心理状态，避免焦虑和抑郁等，如心理症状无减轻甚至加重，应及时寻求专业人员帮助和支持。

（3）生活规律，充足睡眠，适宜身体活动　乳母要保证每日 7~9h 睡眠，以促进乳汁分泌和产后恢复。睡前半小时或更早要远离手机、电视、电脑等电子设备，产后逐渐恢复每周至少 150min 中等强度身体活动。

3. 回乳的膳食调理

乳母在准备给婴儿断奶时，如果此时母乳仍然较多，就需要回乳。断奶宜在春秋两季，不宜在夏季断奶。乳母在断奶前要做好婴儿的饮食准备，且饮食要清淡。在回乳过程中，忌食鸡、鸭、鱼肉等食物。

回乳饮食举例如下：①回乳四物汤：麦芽 60g，川芎、当归、白芍、熟地各 6g。将麦芽炒为末，加水与药同煮，趁热服汁；②花椒红糖饮：花椒与红糖各 30g。将花椒先放在 400mL 冷水中浸泡 1h，再煎至 250mL，放入红糖即可。每日 1 剂，一般 2～3 剂即可回乳。

总之，乳母既要分泌乳汁、哺育后代，还需要逐步补偿妊娠和分娩时的营养素损耗并促进各器官、系统功能的恢复，因此比一般育龄妇女需要更多的营养。与非哺乳妇女一样，乳母的膳食也应该是由多样的食物组成的平衡膳食，除保证哺乳期的营养需要外，乳母的膳食还会影响乳汁的滋味和气味，对婴儿未来接受食物和建立多样化膳食结构产生重要影响。

📝 **思考题**

1. 备孕和妊娠期妇女的营养特点各是什么？
2. 请简述哺乳期妇女的产能营养素的代谢特点和推荐摄入量。

⬡ **知识拓展**

《2021 中国白领女性膳食健康白皮书》

女性是社会和家庭的重要组成部分，关注女性健康不仅能够使女性自身维持良好的营养与健康水平，还能有效降低子代孕育和喂养阶段的健康风险，提高子代的健康水平。由于女性特殊的生理结构和不同生命周期的特殊营养需求，我国女性在膳食营养与健康方面依然面临诸如膳食结构不平衡、超重和肥胖及一些微量营养素缺乏的问题与挑战。

《2021 中国白领女性膳食健康白皮书》是在中国营养学会组织下，中国疾病预防控制中心营养与健康所基于国家疾病预防控制局组织开展的重大公共卫生项目 "2015—2017 年中国居民营养与健康状况监测报告" 的调查数据，主要对我国城市 18～49 岁女性在食物与营养素摄入状况、膳食结构、营养不良、贫血患病和超重与肥胖状况等方面进行了科学分析，以了解我国城市 18～49 岁女性的膳食营养与健康现况，发现我国城市女性目前存在的膳食与营养问题，并有针对性地提出具体的改善策略与建议，促进我国女性特别是城市女性的营养与健康。

详细内容可参看中国营养学会官方网站。

第五章
未成年人的营养与膳食

学习目标

1. 了解婴儿、幼儿、学龄前儿童和学龄儿童所需营素的特点，掌握不同年龄的膳食要求。
2. 了解学龄儿童的营养缺乏症和改善方法。

思政阅读5

党中央、国务院高度重视和关心青少年儿童的营养健康状况，"学生饮用奶计划"是我国第一个由中央政府批准，并组织实施的全国性中小学生营养干预计划。此计划通过在课间向在校中小学生提供一份优质牛乳，以提高他们的身体素质并培养他们合理的膳食习惯。多年来，各地政府积极响应，持续将该计划的推广与成果巩固纳入政府工作。据中国奶业协会统计，该计划目前已经惠及3000多万名中小学生。

全文请扫码阅读。

思政阅读5

第一节　婴幼儿的营养与膳食

婴儿在生理医学上是指从出生0~12个月的孩子，包括新生儿（0~28d）和较小婴儿（0~6个月）及较大婴儿（7~12个月）。这段时期是人类生命从母体内到母体外自然界独立生活的转折过渡期，也是从完全依赖母乳营养到依赖母乳外食物营养的过渡时期。幼儿期是指1~3周岁的生理时期，是养成一生良好饮食习惯和健康生活方式的关键时期。

婴幼儿营养和膳食管理一直是人们十分关注的问题，因为营养状况对婴幼儿的身心健康成长至关重要，对人的一生的健康影响极大。婴幼儿营养摄入不均衡甚至营养不良，会引起婴幼儿体重低下、身材矮小及头围小等体格发育偏离症状。婴幼儿的大脑处于快速发育期，具有巨大的可塑性和潜能可挖掘性，营养摄入不足会对智力发育造成影响。此外，远期还会导致青春期发育延迟或直接影响青春期发育，甚至造成青春期心理问题等。所以婴幼儿期的合理营养可以有效预防生命中后期慢性病的发生，为今后身心的健康发展打下良好的物质基础，并且由于婴幼儿时期在整个生命周期中具有明显的关键性和不可替代性，保证合理营养对于确保婴幼儿身体素质和智力健康成长意义重大。

生命早期的营养健康越来越为人们所重视。我国发布的《中共中央国务院关于深化改革加强食品安全工作的意见》《国民营养计划（2017—2030年）》等文件中，着力对婴幼儿重要营养来源中的配方食品提出要求，要充分考虑我国婴幼儿生长发育特点和营养素需要量，同时要充分保证婴幼儿配方食品安全，通过推动建立合理的膳食营养指标和食品卫生标准来确保婴幼儿营养和健康。2021年，国家卫生健康委员会、市场监管总局专门针对婴儿、较大婴儿、幼儿等不同阶段婴幼儿的配方食品制定了相关标准，为婴幼儿的配方膳食食品的营养充足性及安全性提供了重要保障手段。通过出台一系列相关政策文件，采用开展营养项目、普及推广婴幼儿保健服务、推动婴幼儿保健意识的形成等措施，我国婴幼儿的营养状况已得到较大的改善。

一、新生儿营养

新生儿时期是婴儿离开母体，开始适应独立生活的特殊时期（0~28d），此时血液循环与成人一样，并能够自己呼吸、调节体温，但发育尚不够成熟，在营养方面对母乳具有高度依赖性。

1. 新生儿的生理特点

新生儿时期处于人体生长发育的最初阶段，消化系统还没有完全发育，口腔唇肌和咀嚼肌发育良好，两颊有由脂肪组织突起形成的坚厚脂肪垫，口腔黏膜细嫩，食管和胃括约肌发育还不成熟，肠壁的屏障功能较弱，所以胃、肠不能形成有效的抗反流屏障，肝糖原储存量少，容易发生溢乳现象。

2. 新生儿的营养特点

新生儿各脏器消化代谢等功能尚不够成熟，酶的活性相对较低且缺乏部分代谢酶，较其他各阶段人群对营养素的要求高，而且新生儿生长发育迅速，对营养素的需要量也较高。

新生儿营养主要来自母乳，在母乳充足的情况下，一般不需要补充额外营养。如果经专业技术背景的医生判断需要母婴分离、不具备母乳喂养条件或者婴儿患有某些代谢性疾病时，经过复杂判定后可以使用经过一定配方设计和加工的婴儿配方乳来喂养，其营养素可在一定程度上满足婴儿生长需要。

二、1～12 月婴儿的营养

婴儿期个体生长发育极为迅速，脑和神经系统功能迅速完善，消化系统功能还不健全，对食物的消化、吸收和利用的能力较弱。

婴儿在前 6 个月发育速度最快，体重、身长、头围和胸围等方面的变化最为明显。依据国家卫生标准《7 岁以下儿童生长状况判定》（WS/T 423—2022）可判断婴儿是否得到正确、合理喂养。一般地，正常新生儿的平均体重约为 3400g，5～6 个月时婴儿体重可达出生时的 2 倍，1 岁时体重增加至 9750g，大约是出生时的 3 倍；身长是反映骨骼系统生长的指标，婴儿生长至 3～4 个月时，唾液腺逐渐发育成熟，唾液分泌量开始增加，如果合理喂养，身长可增加到出生时的 1 倍以上，通常婴儿 1 岁时身长可达出生时的 1.5 倍。

WS/T 423—2022 引用了 WHO 的 2006 年的儿童生长标准数据，此数据基于 1997—2003 年生长参考值多中心研究，适用于各国儿童，现在仍在使用。

1. 1～12 月婴儿的营养需求

（1）能量　婴儿对营养量的需求量高，1～6 个月内的婴儿膳食能量需要量为 0.38MJ/（kg·d）（非母乳喂养应增加 20%），6～12 月内的男婴膳食能量需要量增长为 3.77MJ/（kg·d），女婴则增长为 3.35MJ/（kg·d）。

（2）蛋白质　婴儿时期为机体高速发育阶段，身体处于正氮平衡，需要大量、优质的蛋白质。当蛋白质摄入不足时，婴儿会表现出皮下脂肪减少、肌肉萎缩、贫血、生长发育迟缓甚至停滞等症状。婴儿的蛋白质需要量通常以营养状态良好的母亲喂养婴儿的需要量为标准来衡量。在母乳充足的情况下，婴儿蛋白质摄入量相当于每千克体重 1.6～2.2g；如果用其他方式补充蛋白质，由于其生物价值较低，每日摄入量需达到 2.2～3.5g/kg（牛乳为 3.5g/kg/d）。《中国居民膳食营养素参考摄入量（2023 版）》建议，12 个月以内婴儿的蛋白质 RNI 为 9～25g/d。

（3）脂类　婴儿脂肪的主要来源是乳类及合理的代乳食品。目前我国营养学会推荐的婴儿每日膳食中脂肪提供的能量占总能量的百分比：0～0.5 岁婴儿为 48%，0.5～1 岁婴儿为 35%～40%。

（4）碳水化合物　母乳的组成中乳糖含量比牛乳的高。1～6 个月婴儿从食物中获取的总碳水化合物的 EAR 为 60g/d，7～12 个月婴儿总碳水化合物的 EAR 为 80～120g/d。若以牛乳代替母乳喂养婴儿，则需添加乳糖，但是添加量不能过高。

（5）矿物质　母乳中的各种矿物质含量是婴儿矿物质需要量的主要依据之一。《中国居民膳食营养素参考摄入量（2023 版）》建议的部分矿物质摄入量仍适用。

婴儿体内容易缺乏钙、铁、锌等矿物质。初生婴儿体内的钙含量占体重的 0.8%，到成年时增加至体重的 1.5%~2.0%；4~6 个月后的婴儿应该摄入含铁的辅助食品；婴儿 6 个月龄后，从母乳中摄入锌量逐渐减少，需要补充富锌的食物，如海鱼、蛋黄等。

（6）维生素　6 个月以内婴儿的各类维生素推荐摄入量或适宜摄入量见表 5-1。婴儿最常见缺乏的维生素为维生素 D，通常表现为佝偻病和手足抽搐症。由于胎儿体内维生素 D 储备有限、母乳中维生素 D 的含量较少，所以婴儿从出生 2 周后就可额外补充维生素 D，持续至青少年，并且应多晒太阳。婴儿在出生后的 1~2 周要适当补充维生素 E。

表 5-1　婴儿维生素推荐摄入量（RNI）或适宜摄入量（AI）

年龄	维生素 A/ （μgRAE /d）	维生素 D/ （μg /d）	维生素 E/ （mgα-TE/d）	维生素 K/ （μg /d）	维生素 B$_1$/ （mgNE/d）	维生素 B$_2$/ （mg/d）	烟酸/ （mgNE/d）	维生素 C/ （mg/d）
0 岁	300 （AI）	10 （AI）	3 （RNI）	2 （RNI）	0.1 （AI）	0.4 （AI）	1 （AI）	40 （AI）
0.5 岁	350 （AI）	10 （AI）	4 （RNI）	10 （RNI）	0.3 （AI）	0.6 （AI）	2 （AI）	40 （AI）

资料来源：《中国居民膳食营养素参考摄入量（2023 版）》。

2. 1~12 月婴儿的辅食管理

婴儿的消化系统发育不完善，身体中各个器官的功能发育还不成熟，并且大部分婴儿的能量和营养素来源于母乳，因此对婴儿进行膳食喂养需综合考虑母亲的生理状况和婴儿发育特点及具体发育情况。对于出生 6 个月以内的婴儿，喂养方式主要有母乳喂养、人工喂养和混合喂养三类。对于出生满足 6 个月后的婴儿，其最主要的营养来源还是母乳，但是随着婴儿的生长发育，单靠母乳喂养的方式无法满足婴儿对能量以及各营养素的需求，需要通过其他喂养方式来补充营养物质。

（1）人工喂养与混合喂养　当婴儿不能母乳喂养或母乳不足时，可以选择用牛乳、羊乳等动物或者其他代乳产品进行人工喂养或混合喂养，应尽量采用营养价值高于豆类、谷类等动物源乳及乳制品。但不同种动物的乳与人乳具有一定的差别，不适宜人类婴儿的生长发育，因此不宜采用动物乳直接喂养婴儿，最适宜的人工喂养方式是使用与母乳成分最接近的配方乳。婴儿的配方乳主要是通过调配牛乳中的营养成分，使其与母乳相近，如将乳清蛋白和酪蛋白的比例调整为 60：40；把乳糖浓度提高到接近母乳中的乳糖含量（7%）；去除牛乳中的脂肪，再加上顺式亚油酸和 α-亚麻酸，使 ω-6 不饱和脂肪酸：ω-3 不饱和脂肪酸的比例为（5：1）~（10：1），并添加 DHA 等有助于大脑发育的不饱和脂肪酸；减少矿物质含量，使 Ca：P 达到（1.3~1.5）：1，增加铁、锌等矿物质及维生素 A、维生素 D

的含量；对于 6 个月以上的较大婴儿，因其肾负荷功能增加，可以适当提高较大婴儿配方乳中的蛋白质含量。随着婴儿配方乳粉的不断发展和改进，目前出现强化低聚糖、牛磺酸、核酸或肉碱等多种乳产品。

对于一些患有苯丙酮尿症、乳糖不耐受症、乳类蛋白质过敏等先天缺陷而无法耐受母乳喂养的婴儿，需要在医生的指导下选择特殊婴儿配方乳，苯丙酮尿症患儿要选用限制苯丙氨酸的乳粉；乳糖不耐受症的患儿要选用去乳糖的配方乳粉；对乳类蛋白质过敏的患儿则可选用以大豆为蛋白质来源的配方乳粉。对于缺铁性贫血患儿，可选用铁强化配方乳，美国儿科学会（AAP）建议足月儿 4 个月后加铁元素 $1mg/(kg \cdot d)$，早产儿 2 个月后加铁元素 $2mg/(kg \cdot d)$。

（2）婴儿辅食添加　婴儿出生 3 个月时，由于受自身发育情况的限制，只能吃一些简单的食物，此时可以添加一些水果汁和蔬菜汁来补充婴儿所需的维生素和矿物质。在婴儿出生 5~6 个月时，由于其体内淀粉酶的活力增强，可以添加米糊、麦糊等淀粉类食品来补充婴儿所需的营养，添加适量淀粉类食品有助于刺激唾液淀粉酶的分泌。6 个月后，婴儿开始长牙，具有一定的咀嚼能力，此时可以开始少量地给婴儿喂半固体食物，随后少量喂固体食物。日光浴具有补充热量和促进钙的吸收等作用，在适宜的条件下可以从早期开始，但最好在婴儿出生 3 个月后，日光浴的时间要循序渐进。

三、幼儿的营养与膳食

1~3 周岁为幼儿期，幼儿期个体生长发育速度虽然比婴儿期略有减缓，但仍远远快于成人，并且心智发育迅速，良好的营养不仅是保证幼儿正常生长发育的物质基础，也为他们成年获得良好体智奠定基础。

1. 幼儿的生长发育特点

幼儿消化系统的功能仍不完善，对营养的品质及需求量仍然相对较高。幼儿机体的生长发育处在动态变化过程中，但发育速度不均衡，一般年龄越小，增长越快。幼儿期的神经系统特别是大脑皮层的结构和功能不断成熟和发展，大脑质量继续增加。幼儿骨骼的化学成分与成人具有一定的区别，幼儿骨骼中无机化合物较少，有机化合物多，因此其骨骼的弹性较大，不易发生骨折，但是受到压力时也易弯曲变形。

2. 幼儿的营养需求

（1）能量　《中国居民膳食营养素参考摄入量（2023 版）》建议的幼儿每日能量需要量见表 5-2。幼儿如果能量摄入长期不足，可使生长迟缓甚至停止；能量摄入过多可导致肥胖。通常按幼儿的健康状况、是否出现饥饿的情况以及幼儿的体重增加情况判断能量供给量是否适宜。

表 5-2　1~3 岁幼儿每日能量需要量

年龄	能量/（MJ/d）		能量/（kcal/d）	
	男性	女性	男性	女性
1 岁~	3.77	3.35	900	800
2 岁~	4.60	4.18	1100	1000
3 岁~	5.23	4.81	1250	1150

资料来源：《中国居民膳食营养素参考摄入量（2023 版）》。

（2）营养素需求　一般来说，幼儿蛋白质的平均需要量为 20~25g/d，1~2 岁幼儿推荐摄入量为 25g/d，3 岁幼儿推荐蛋白质摄入量为 30g/d。幼儿对蛋白质的需要不仅在量上相对多于成人，而且质量要求也比成人高，要选择蛋白质氨基酸模式与人体蛋白质氨基酸模式接近的食物，保证 9 种必需氨基酸（甲硫氨酸、色氨酸、缬氨酸、赖氨酸、异亮氨酸、亮氨酸、苯丙氨酸、苏氨酸、组氨酸）的摄入量充足，比例适当。

脂肪的摄入量应占总能量推荐摄入量的 35%。在保证脂肪供给量的同时注意亚油酸等不饱和脂肪酸的摄入量，亚油酸的摄入应占能量推荐摄入量 4.0%，α-亚麻酸的摄入应占能量推荐摄入量 0.6%。

2 岁以后的幼儿可逐渐增加碳水化合物的摄入量，至碳水化合物供能占总能量的 50%~65%，同时相应地减少脂肪摄入量。过量的碳水化合物在肠道内发酵，可影响脂肪酸的代谢，使肠道蠕动加快，容易引起腹泻。《中国居民膳食营养素参考摄入量（2023 版）》建议 1~3 岁幼儿碳水化合物的 EAR 为 120g/d。

维生素和矿物质需要量虽然少，但不能缺乏。《中国居民膳食营养素参考摄入量（2023 版）》建议幼儿各种维生素和矿物质的推荐摄入量见表 5-3 和表 5-4。

表 5-3　1~3 岁幼儿维生素 RNI（或 AI）

维生素 A/（µgRAE/d）	维生素 D/（µg/d）	维生素 E/（mg α-TE/d）	维生素 K/（µg/d）	维生素 B$_1$/（mg/d）	维生素 B$_2$/（mg/d）	维生素 B$_6$/（mg/d）
340（男）	10	6（AI）	30（AI）	0.7（男）	0.6	0.6
330（女）				0.6（女）		

维生素 B$_{12}$/（µg/d）	维生素 C/（mg/d）	泛酸/（mg/d）	叶酸/（µg/d）	烟酸/（mg/d）	胆碱/（mg/d）	生物素/（µg/d）
1	40	2.1（AI）	160	5	170（AI）	17（AI）

资料来源：《中国居民膳食营养素参考摄入量（2023 版）》。

表5-4 1~3岁幼儿膳食矿物质RNI（或AI）

钙/ （mg/d）	磷/ （mg/d）	钾/ （mg/d）	钠/ （mg/d）	镁/ （mg/d）	氯/ （mg/d）	铁/ （mg/d）	碘/ （μg/d）
500	300	900（AI）	500~700（AI）	140	800~1100（AI）	10	90

锌/ （mg/d）	硒/ （μg/d）	铜/ （mg/d）	氟/ （mg/d）	铬/ （μg/d）	锰/ （mg/d）	钼/ （μg/d）
4.0	25	0.3	0.6（AI）	15（AI）	1.5（AI）	10（AI）

资料来源：《中国居民膳食营养素参考摄入量（2023版）》。

3. 幼儿的合理喂养

幼儿的器官功能发育逐渐完善，但对外界刺激的抵抗力较弱，咀嚼能力差，且消化功能尚不完善，仍不能较好地吸收和利用食物中的营养素。喂养不当容易引起消化功能紊乱和营养不良。

（1）继续母乳喂养 幼儿可继续母乳喂养，WHO指出幼儿应该用母乳喂养的时间至少1年，最好持续到2年或更长。但母乳喂养超过12个月对幼儿和乳母健康状况的影响至今仍有一定争议，建议根据母乳分泌量、母亲身体状况等实际情况进行取舍。

（2）合理添加辅食 《中国居民膳食指南科学研究报告（2022）》中指出我国6个月至2周岁婴幼儿在膳食中存在的主要问题是辅食喂养种类单一、频次不足，总体可接受辅食添加率较低，农村婴幼儿的辅食添加率更少。实际上幼儿辅食是培养幼儿膳食快速过渡到成人膳食的关键环节，辅食的添加对补充各种矿物质和维生素非常重要。辅食的种类应先从铁强化的婴儿米粉、肉泥等富含铁的糊状食物开始，逐渐过渡到其他种类食物，循序渐进达到辅食多样化，辅食可从以乳类为主逐渐过渡到以谷类为主，乳、蛋、鱼、禽、肉及蔬菜和水果为辅的混合膳食。

随着母乳量的减少，辅食的添加量应逐渐增加。辅食不仅要营养丰富，种类多样，而且要细、软、碎、烂，便于幼儿的进食。辅食中不应含有刺激性的食品，宜口味清淡，尽量减少糖和盐的摄入，适量添加植物油。

四、婴幼儿常见的营养缺乏病

婴幼儿营养缺乏病多因喂养不当所致，在营养缺乏、营养紊乱的基础上又易并发其他疾病，两者互为因果，影响婴幼儿的身体健康。常见的婴幼儿营养问题主要有以下几种。

1. 佝偻病

佝偻病是处于骨骼生长发育期婴幼儿的一种常见的营养缺乏病，最常见于3~18个月的婴幼儿。佝偻病主要是由于膳食维生素 D 摄取不足或皮肤表层缺少日光照射使机体内维生素 D 转化不足而引起的钙、磷代谢紊乱，钙盐不能正常沉积在骨骼的生长部分，使骨质脱钙、疏松、软化以致骨骼畸形。婴儿出生于北方秋天时，因接受的阳光少而发病率较高，南方冬天因天气寒冷，婴幼儿户外活动减少，因此也有一定发病率。

佝偻病的临床表现为：①患病初期因血钙降低引起神经兴奋，患儿易出现烦躁、夜惊、多汗以及"枕秃"现象；肌肉韧带松弛无力、腹肌软弱，肝脾肿大致使腹部膨起形成"蛙腹"；经常食欲不振，时常发生便秘或者腹泻现象；抵抗力降低，贫血；②缺钙继续加重会引起继发性甲状旁腺功能亢进，出现骨骼方面的变化，如胸骨内陷或前凸形成"漏斗胸"或"鸡胸"；颅骨软化（乒乓头），进而头骨隆起呈方形（方颅），前囟门闭合延迟；手腕处有钝圆隆起形成"手镯"；下肢外弯或内弯成"X"或"O"型腿；肋软骨与肋骨衔接处有珠状突起（肋串珠）。

佝偻病的防治：①母亲在孕期应注意维持维生素 D 的良好水平，避免先天性佝偻病；最好采用母乳喂养方式，母乳不仅含有维生素 D，而且催乳素诱导酶能增加血浆 1,25-二羟维生素 D_3 含量，从而促进婴幼儿对钙的吸收和利用；②预防佝偻病应从新生儿出生 2 周后开始每日口服维生素 D 400IU；当患佝偻病时，应每日口服维生素 D 2000～4000IU，连服 2～3 个月。补充维生素 D 要注意，摄食过量会发生中毒现象，引起全身性改变，如烦躁不安、厌食、恶心、呕吐、腹泻、便秘、多尿等症状，严重时肾、心、脑出现钙化灶、骨硬化等，如不及时治疗可导致死亡；③适当地晒太阳可以促进人体合成维生素 D，每日晒太阳时长达 1h 就可达到预防效果，所以应鼓励婴幼儿多进行室外活动，加强内源性维生素 D 的合成。

2. 锌缺乏症

锌作为人体必不可少的微量元素，它与 300 多种酶的组成及蛋白质的合成息息相关，在整个生命过程中都尤为关键，尤其是人的胚胎期、新生儿和幼儿期。

婴幼儿缺锌的主要原因：①母乳不足、未能按时按量增加辅食、锌吸收利用不良；②城市人口摄入精制食品多，而农村人口食用动物性食品较少，这种不均衡的膳食导致锌的摄入不足；③婴幼儿的锌供应量不能够满足生长所需的量，尤其是在关键的发育时期或者营养不良恢复期。

婴幼儿缺锌常见的症状：①生长发育迟缓，身高比同龄人低；②细胞免疫功能低下，易反复发生感冒或者口腔溃疡；③厌食、偏食、味觉减退、异食癖，1～3 岁时患病较多；④智力低下，认知能力和学习能力差。

为预防锌缺乏疾病，首先提倡对婴幼儿进行母乳喂养，婴幼儿容易吸收人乳中的锌；其次在婴幼儿的饮食中，增加富含锌的食物，如瘦肉、鱼、肝、海产品等各种动物性食品；合理补锌也是治疗锌缺乏症的有效手段，在幼儿早期诊断，合理治疗，预后良好。补锌时间要持续 1～3 个月，剂量要充足，每日每千克体重 0.5～1.5mg。

3. 缺铁性贫血

缺铁性贫血为 6 个月至 2 岁婴幼儿的常见疾病，主要是由于体内储铁不足造成的一种营养性贫血。

发病原因包括以下几点：①婴儿生长过快，铁需要量增加，而婴儿以贫铁食物乳类为主，而又未在辅食中得到补充，母乳和牛乳中的铁含量较低，约为 1mg/L 或更低，所以婴儿出生以后铁的基本来源为胎儿时期体内储存的铁。一般足月儿至 4~6 个月，低出生体重和早产儿至 2~3 个月时，体内储存的铁基本消耗完毕，为预防缺铁性贫血，就必须从膳食中获得足够的铁；②母亲妊娠期营养不良或早产，使新生儿体内铁储备不足；③有些较大幼儿因营养供应不足或急慢性疾病感染，经常腹泻或长期慢性失血等都能引起此病。

预防婴幼儿缺铁性贫血，应从源头做好准备，首先母亲怀孕时应及时补充营养，做好孕期保健工作，以保证新生儿体内储存有足够的铁；在哺乳期（一般 4 个月后）添加的辅食，应该选择富含铁的食物，如肉末、蛋黄、肝泥、豆类、血豆腐等，同时还应选择水果、蔬菜等富含维生素 C 的食物，促进幼儿对铁的吸收。早产儿因体内储备的铁少，在生后 4 个月时就应及时补充。

4. 营养不良

营养不良又称慢性营养紊乱，是一种慢性营养缺乏的结果，多见于 2 岁以下、断乳前后的婴幼儿。营养不良主要有表现为低体重的一般性营养不良，生长迟缓的慢性营养不良和消瘦的急性营养不良三类。

产生原因：①喂养不足，婴幼儿长期缺乳、辅食添加不及时或营养成分差、过早或过晚添加断乳食品、饮食不调等，引起蛋白质的摄入量和总能量不足。尤其是缺乏营养知识的农村边远地区，在婴儿 1 岁后往往不添加适宜辅食，过早地吃成人饭，不仅使婴儿长期处于半饥饿状态，还会造成消化不良性腹泻，加速营养不良的发展；②先天不足，唇裂、腭裂等先天畸形儿、早产儿吮吸不好、喂哺困难，或幽门痉挛、幽门狭窄等婴幼儿哺喂后经常会引起呕吐，导致食物摄入不足而消瘦；③疾病影响，婴幼儿患有消化道疾病、肠道有寄生虫及麻疹、肺炎等急慢性感染均会影响机体对营养物质的吸收和利用，同时又会增加机体对营养物质的需要量，而造成营养缺乏。

第二节　儿童和青少年的营养与膳食

一、学龄前儿童的营养与膳食

学龄前儿童期是指 3~5 岁时期，一般处于幼儿园集体教育时期，他们的饮食从以幼儿期的乳类为主逐渐过渡到以谷类为主，各类肉、蛋及蔬菜、水果为辅的混合膳食，膳食搭配逐渐接近成人，但这一时期的儿童营养要求比成人高，膳食应与其消化和代谢能力相适应。虽然学龄前儿童的咀嚼与消化能力有限，但神经系统发育逐渐完善，身高、体重稳步增长，应特别注意儿童的营养需求和培养良好的饮食习惯。

1. 学龄前儿童的营养需求

（1）能量与宏量营养素　学龄前儿童蛋白质的 RNI 为 25~30g/d，其中动物性蛋白质应占到一半；学龄前儿童脂肪提供的能量由婴幼儿时期的 35%~48% 减少到 20%~35%；碳水化合物是学龄前儿童能量的主要来源，其供能占比为 50%~65%，且以淀粉类食物为主，应避免糖和甜食摄入过多。

（2）矿物质和维生素　学龄前儿童生长发育中对矿物质元素和维生素的需求较高。尽管维生素 D 缺乏导致的佝偻病常见于 3 岁以下的婴幼儿，但学龄前儿童骨骼的生长仍需要丰富的维生素 D，以促进钙的吸收。

2. 学龄前儿童的合理膳食指南

中国营养学会在《中国居民膳食指南（2022）》中提出了中国学龄前儿童膳食指南。此指南在一般人群膳食指南的基础上，增加了以下几点关键推荐。

（1）规律就餐，自主进食不挑食，培养良好饮食习惯　学龄前儿童的合理营养应由多种食物构成的平衡膳食来提供，规律就餐是其获得全面、足量的食物摄入和良好消化吸收的保障。

此时期儿童神经心理发育迅速，自我意识和模仿力、好奇心增强，易出现进食不够专注的现象，因此要注意引导儿童自主、有规律地进餐，保证每日不少于三次正餐和两次加餐，不随意改变进餐时间、环境和进食量，培养儿童摄入多样化食物的良好饮食习惯，纠正挑食、偏食等不良饮食行为。

（2）每日饮乳，足量饮水，正确选择零食　建议每日饮乳 300~400mL 或相当量的乳制品。儿童新陈代谢旺盛，活动量大，水分需要量相对较多，每日总水量为 1300~1600mL，除从乳类和其他食物中摄入的水外，建议学龄前儿童每日饮水 600~800mL，以白开水为主，少量多次饮用。

零食对学龄前儿童是必要的，对补充所需营养有帮助。零食应尽可能与加餐相结合，以不影响正餐为前提，多选用营养密度高的食物，如乳制品、水果、蛋类及坚果类等，不宜选用能量密度高的食品，如油炸食品、膨化食品。

（3）食物应合理烹调，易于消化，少调料、少油炸　从小培养儿童清淡口味，有助于形成终生的健康饮食习惯。在烹调方式上，宜采用蒸煮炖煨等。特别注意要完全去除皮、骨、刺、核等，大豆、花生等坚果类食物，应先磨碎，制成泥糊浆等状态再进食。口味以清淡为好，不应过咸、油腻和辛辣，尽可能少用或不用味精、鸡精、色素、糖精等调味品。

为儿童烹调食物时，应控制食盐用量，还应少选用含盐量高的腌制食品或调味品。可选天然、新鲜香料（如葱、蒜、洋葱、柠檬、醋、香草等）和新鲜蔬果汁（如番茄汁、南瓜菠菜汁等）进行调味。

（4）参与食物选择与制作，增进对食物的认知与喜爱　鼓励儿童体验和认识各种食物的天然味道和质地，了解食物特性，增进对食物的喜爱。同时应鼓励儿童参与家庭食物选择和制作过程，以引起儿童对各种食物的兴趣，享受烹饪食物过程中的乐趣和成就。家长或幼儿园老师可带儿童去市场选购食物，辨认应季蔬果，尝试自主选购蔬菜。鼓励儿童亲自动手采摘蔬菜，激发孩子对食物的兴趣，享受劳动成果。让儿童参观家庭膳食制备过程，参与一些力所能及的加工活动如择菜，体会参与的乐趣。

（5）经常户外活动，保障健康生长　鼓励儿童经常参加户外游戏与活动，实现对其体能、智力的锻炼培养，维持能量平衡，促进皮肤中维生素 D 的合成和钙的吸收利用。

学龄前儿童每日应进行至少 60min 的体育活动，最好是户外游戏或运动，除睡觉外尽量避免让儿童有连续超过 1h 的静止状态，每日看电视、玩平板电脑的累计时间不超过 2h。建议每日结合日常生活多做体力锻炼（公园玩耍、散步、爬楼梯、收拾玩具等）。适量做较高强度的运动和户外活动，包括有氧运动（骑小自行车、快跑等）、伸展运动、肌肉强化运动（攀架、健身球等）、团体活动（跳舞、小型球类游戏等）。减少静态活动（看电视、玩手机、电脑或电子游戏）。学龄前儿童胃容量小，肝脏中糖原储存量少，又活泼好动，容易饥饿。

3. 学龄前儿童群体膳食管理

学龄前儿童的保育机构多为各级幼儿园，对机构内儿童进行合理规范的集体膳食管理越发重要，这需要培养儿童良好的就餐习惯，通过制定合理膳食计划并按照膳食指南要求合理配餐，养成不挑食、不偏食、科学进餐的生活习惯。

（1）制定膳食计划　按照儿童数量和营养需要，选择食物品种，计算数量，组成平衡膳食，并加以合理的烹调和调配。

首先确定幼儿营养素的平均供给量标准。计划膳食要根据平衡膳食的原则，既使膳食能提供充足的营养素，又使膳食中各种营养素配比合理，因此，计划膳食首先要解决的问题是使膳食中营养素含量能达到或接近推荐的供给量标准。

假设幼儿园中有各年龄的儿童，且各年龄组中进餐儿童人数又不同，首先选定一个全幼儿园儿童的平均供给量标准，一般可按 1~3 岁和 3~6 岁两个年龄组分别计算，举例如下：

某幼儿园有儿童 228 名，其中 3 岁组 50 名（男 24 名，女 26 名），4 岁组 60 名（男 32 名，女 28 名），5 岁组 58 名（男 30 名，女 28 名），6 岁组 60 名（男 32 名，女 28 名）。据中国营养学会 2023 年推荐的能量供给量标准来进行计算：

该园儿童能量平均供给量标准 = （5. 23MJ×24 + 4. 81MJ×26 + 5. 44MJ×32 + 5. 23MJ×28 + 5. 86MJ×30 + 5. 44MJ×28 + 6. 69MJ×32 + 6. 07MJ×28）/228 ＝5. 63MJ（1345kcal）

其余营养素供给量的计算方法与此相同。

然后计划每日所需的食品种类和数量。计算出全园所的平均供给量标准后，应以此为基础，并结合实际情况，如当时当地的食品供应情况、物质条件、饮食习惯等，计划每日所需的食品种类和数量。其具体步骤如下：

①确定平均每人每日主食用量：由全园平均供给量标准，确定 1d 总能量供给量。据以上计算，某幼儿园能量平均供给量标准为 5.63MJ（1345kcal），进而根据平衡膳食中三大产能营养素的合适比例计算出所需碳水化合物、脂肪、蛋白质的具体数量，可计算出：

$$碳水化合物 = （1345×60\%）÷4≈202g$$
$$脂肪 = （1345×25\%）÷9≈37.4g$$
$$蛋白质 = （1345×15\%）÷4≈50.4g$$

最后确定主食用量：主食是碳水化合物的主要来源，但不是唯一来源，除主食外，其他食物如大豆及动物性食物，尤其是含淀粉和糖较多的蔬菜和水果，也是碳水化合物的来源。

另外幼儿每天还要消耗一定量的蔗糖等（如甜点、牛乳、豆浆中都要加一些糖）。幼儿主食以大米、面粉为主（假设所提供的能量占 80%，其余 20% 的碳水化合物来自其他食物），米、面中碳水化合物含量为 75% 左右，故可确定主食的用量为 202×80%÷75%≈216g。

②确定蛋白质食品用量：上述 216g 主食中含蛋白质 18g 左右，剩下的 33g 蛋白质可由鸡蛋 50g（约含蛋白质 7g）、瘦猪肉 63g（约含蛋白质 10g）、牛乳 250g（约含蛋白质 7.5g）、豆腐 150g（约含蛋白质 9g）提供。

③确定烹调用油的数量：膳食中的脂肪主要由大豆类、动物性食物及烹调用油共同提供，烹调用油是烹调时不可缺少的辅料，也是必需脂肪酸的来源。据以上计算，脂肪供给量为 37.4g，上述鸡蛋、瘦肉、牛乳、豆制品可提供脂肪约 27.4g，故烹调用油以 10g 左右为宜。

④推算出每人每月和全园每月各类食物用量：制订带量食谱，带量食谱是在食品种类食谱的基础上，在旁边注明每种食物原料的用量。

合理的膳食计划要靠食谱来完成，把计划中各种食物的每周用量反映在食谱中，采购员按食谱上的要求购买食品，炊事员按照食谱上规定的花样和各种原料的数量制作饭菜，如此才能保证膳食计划落实，保证儿童得到充足的营养素。

（2）编制食谱　编制合理的食谱时应将膳食制度考虑进去，即合理安排就餐时间和餐次，培养良好就餐习惯。幼儿园食谱多为三餐一点或三餐两点，各餐食物量应合理分配，食物烹调应符合儿童年龄特点，尽可能做到品种多样化，避免单调重复。做到主粮粗细搭配，粗粮细做，粮豆、米面混食。荤素搭配，干稀兼备。食谱要定期更换，根据市场食物品种的变化、季节气候及炊事员烹调能力来调整食谱。

（3）食谱质量评价　食谱评价包括两方面的工作。一方面是通过实地调查，现场观察儿童进餐情况，看儿童对饭菜的反应、接受食物的程度。设计完善的食谱应能全部为儿童所接受，没有或极少剩余，更不应有不足情况，否则应调查原因，设法改善。

另一方面是定期计算营养素摄入量，作出膳食评价，检查膳食计划执行情况及存在的问题以便及时调整、改进，以保证儿童充足的营养供给。

幼儿园膳食调查可用称重法或记账法获取食物摄入种类、摄入量和人日数等数据，再用食物成分表计算各种营养素摄入量，结合膳食参考摄入量对膳食质量作出评价，以检查膳食计划执行情况。

4. 学龄前儿童常见营养问题

（1）超重和肥胖　按病因不同，肥胖可分为原发性肥胖和继发性肥胖。原发性肥胖又称单纯性肥胖，其发生与遗传、饮食和身体活动水平有关，肥胖儿童中绝大多数属于单纯性肥胖。肥胖不仅会影响学龄前儿童的身体健康，还会对其心理和行为带来负面影响。学龄前儿童正处于生长发育期，肥胖预防的目的是使其建立健康的行为和生活方式，在保证正常生长发育的前提下，控制体重的过度增长，一般情况下不建议减重。

对于超重肥胖者的干预及治疗，应以保证其正常生长发育、保持体重适度增长、增进身心健康为目标；原则是以合理膳食和身体活动为基础、以行为矫正为关键、以日常生活场所为实施场合，创造一个轻松环境，家庭和儿童共同参加并持之以恒。

（2）龋齿　合理营养是牙齿和牙龈健康的物质基础。膳食组成和饮食习惯，如饮食中碳水化合物的种类和数量，钙、氟、蛋白质、膳食纤维含量，摄入频率和时间等，对龋齿的形成有明显的影响。龋齿会使儿童咀嚼功能降低，从而可能会造成营养摄入不足，此外，还可能作为病灶使机体的其他组织发生继发感染。预防龋齿要从早期开始，甚至胎儿期就要注意孕妇的营养，孕妇摄入营养充足、钙磷比例适当，可保证胎儿牙齿钙化及齿质良好以及增强出生后的抗龋能力。幼儿龋齿的预防应注意以下几点。

①多食富含膳食纤维的食物：杂粮、蔬菜、水果等富含膳食纤维的食物可增强咀嚼功能，使牙齿坚固，对牙齿有摩擦和洁净作用。含膳食纤维少的食物对牙面的摩擦作用也小，从而使牙齿的自洁作用下降。

②在合理饮食的基础上，适当提高蛋白质的摄入量；减少单糖、双糖的摄入，特别是少吃蔗糖，吃糖后立即漱口，切忌含糖入睡；减少酸性饮料摄入，避免对牙釉质的腐蚀。

③多参加户外活动：户外活动有助于增加体内维生素 D 的水平，充足的维生素 D 和钙是维持骨骼和牙齿健康的有力保证，经常做叩齿运动有益于牙龈和牙齿健康。

④尽早学会刷牙漱口，及时清除食物残渣：精制食物如精白米和糖果等容易被口腔微生物发酵致龋，在食用这类食物时，要特别注意口腔卫生，尽早学会刷牙，提倡"四三制"，饭后三餐刷牙，饭后三分钟内刷牙的三面，每次刷三分钟。

⑤特别呵护六龄牙：该牙负担咀嚼功能最重，其表面的窝、沟多而深，容易发生龋变，

且使用时间最长。如果六龄牙发生病变，不仅影响咀嚼功能，还会引起邻牙倾斜移位而影响终身。学龄前儿童每半年要检查一次，尤其注意六龄牙的健康，发现龋洞，及时充填治疗。

⑥氟化物防治：多种加氟手段如饮料强化氟，食盐加氟，牙膏内加氟，或口服氟片等是低氟区人群防龋的有力措施。茶含有较高的氟化物，饭后用茶水漱口也是维护牙齿健康、预防龋齿的简易的好办法。

二、学龄儿童、青少年的营养与膳食

学龄儿童和青少年指处于学校集体生活阶段的人群，他们所处时期为从学龄前儿童过渡到成人的特殊生理阶段，一般 6~12 岁为小学学龄期，是人一生中生长发育较平稳的阶段，又称童年期，处于该时期的儿童称为学龄儿童（简称儿童）。从 13~14 岁开始至 18~20 岁，为中学学龄期，这个时期的儿童处于身体和心理迅速成长发育的青春期，处于此时期的孩子称为青少年。

1. 儿童、青少年的生长特点

（1）心脏质量比初生时增长 10 倍，心肌增厚，肌纤维张力增大，血压与心搏出量逐渐增加，脉搏逐渐变缓，接近成人标准。

（2）肺发育旺盛，质量增加为初生时 9 倍，肺活量渐增。

（3）脑的质量、容量变化虽不大，但脑神经结构逐步发育接近成人。

（4）丘脑下部、脑下垂体、甲状腺、肾上腺均发育且分泌激素，进而促使全身组织迅速发育。

（5）青春期少年的体格发育更为迅猛，各个器官都在增大，脑、心、肝、肾等器官功能增强，加上学习紧张、活动量大，此时就需要更多的热量。

（6）生殖系统发育成熟，第二性征出现。学龄儿童和青少年的生长是连续的，生殖系统在学龄后期已经开始发育，至青春期逐渐成熟。在青少年期生殖系统迅速发育，性器官和第二性征表现逐渐明显，使男女两性的形态差别更为明显。

在这一时期，孩子在心理和生理上都会发生一系列变化，各个器官逐渐发育成熟，思维能力活跃，是人的一生中长身体、长知识的最重要时期，其生长速度、性成熟程度、学习能力、运动成绩和劳动效果都受营养状况的影响。因此，充足的营养是此时期体格及性征迅速生长发育、增强体魄、获得知识的物质基础。

2. 儿童、青少年的营养需求

学龄期、青春期是儿童和青少年体格和智力发育的关键时期，为此阶段儿童提供能量适宜、营养素量足质优的平衡膳食，除用以维持新陈代谢外，尚需满足组织生长发育的需要，加之中小学生学习具有高脑力、高体力负荷的特点，因此能量和各种营养需求量急速增加，如以 10 岁少儿与 18 岁青少年相比，其身高平均增加 28~30cm，体重平均增加 20~30kg。女孩迅速生长比男孩早 1~2 年，但增长的幅度不如男孩。在这一时期，身高的增长可以从平时每年增长 4~6cm 而激增至每年 8~10cm；体重从每年平均增加 1.5~2kg 增至每年 5~6kg。中学时代是长知识、长身体、增强体质的最重要、最有利的时期，良好的营养、适当的锻炼和合理的作息，是影响中学生身心发育的三个重要因素。

（1）能量　学龄儿童和青少年由于生长发育快，基础代谢率高，活泼爱动，体力脑力活动量大，故他们需要的能量接近或超过成人。一般情况下，11 岁学龄男童摄入的能量不低于从事轻体力活动的父亲，而女童不低于母亲，中等体力活动的 15 岁男、女青少年膳食能量需要量（EER）分别为 12.34MJ（2500kcal）/d 和 9.83MJ（2350kcal）/d，16 岁的青少年要比 10 岁的青少年身高增长约为 30cm，体重平均增长 20~25kg；加上脑力活动和体力活动的增加，能量需要量剧增，远高于中等劳动强度的成年人，每日中等体力活动儿童与成人 EER 比较见表 5-5。

表 5-5　每日中等体力活动儿童与成人 EER 比较　　　　单位：kcal/d

年龄	男	女
6~7 岁	1600~1700	1450~1550
8~9 岁	1850~1950	1700~1800
10~11 岁	2050~2200	1900~2000
12~15 岁	2600~2950	2200~2350
18 岁	2550	2150
30 岁成人	2500	2050

资料来源：《中国居民膳食营养素参考摄入量（2023 版）》。

（2）蛋白质　蛋白质是生长发育的基础，缺乏蛋白质的人生长迟缓、抵抗力差、还容易贫血。儿童与青春期机体组织、肌肉增长很快，性器官迅速发育接近成人，因此需要供给充足、优质的蛋白质，常用于补充蛋白质的食物包括乳类、蛋类、肉类、植物类等。表 5-6 列出了儿童与青少年膳食蛋白质参考摄入量，从 12 岁开始男女青少年蛋白质的参考摄入量显示有差异，这与男女性别差异的发育特点有关。

表 5-6　6~18 岁各年龄段膳食蛋白质参考摄入量

年龄（岁）	蛋白质参考摄入量/（g/d）	
	男	女
6~	35	35
7~	40	40

续表

年龄（岁）	蛋白质参考摄入量/（g/d）	
	男	女
8~	40	40
9~	45	45
10~	50	50
11~	55	55
12~	70	60
15~	75	60
18~	65	55

资料来源：《中国居民膳食营养素参考摄入量（2023 版）》。

（3）碳水化合物　儿童和青少年活动量大，体内各脏器也在不断增大，功能活动在不断增加，新的组织在不断构成，因此，机体所需要的热量更多，青春期的少年所需能量较成人多 25%~50%。我国青少年碳水化合物平均需要量（EAR）为 120~150g/d，是主要的能量来源，常见的食物包括谷类、淀粉类、豆类、根茎类以及各种糖果和甜食。

（4）矿物质　矿物质是人体生理活动必不可少的，尤其是青少年，对矿物质的需要量极大。处于青春期的青少年，由于骨骼、肌肉、红细胞等的迅猛增长，矿物质需要量增加，尤其是对钙、铁、锌的需要。但调查显示此类矿物质的摄入量却往往低于推荐摄入量，故要注意膳食选择和摄入量。

①钙和磷：青少年骨骼生长迅速，因而钙需要量增加，钙、磷参与骨骼和神经细胞的形成，此阶段钙营养状况良好，有助于骨密度峰值的提高，在青少年时期获得的最佳峰值骨量是预防老年骨质疏松发生的关键。青春期之前的孩子是一直都需要充足的钙和维生素 D 的。

我国青少年钙的推荐摄入量（RNI）11~17 岁为 800~1000mg/d；18 岁为 800mg/d。含钙、磷丰富的食物有虾皮、黄豆、豆制品、蛋黄、芝麻酱、豇豆、西瓜子、南瓜子、核桃仁等，还有各种乳制品、鱼、肉、干豆、硬果和粗粮。每天喝杯牛乳或豆浆可获得较多的蛋白质和钙。

②铁：铁是组成血红蛋白的必要成分，因此必须供给大量的铁，用来制造红细胞，防止缺铁性贫血的发生。青少年不论男、女均需要更多的铁以合成大量新的肌红蛋白与血红蛋白。青少年对铁的需要量高于成人，随着体格的增大，血容量也在扩增。铁的推荐摄入量：男性 9~15 岁为 16mg/d，女性 12~18 岁为 18mg/d。含铁丰富的食物有血制品、肝类、肉类、豆类、麦类、乌梅、番茄、水果、油菜、韭菜等。

③锌：锌是人体必需的 14 种微量元素中较为重要的一种，参与很多酶、核酸及蛋白质的合成。锌与青少年的生长发育、免疫功能及性发育密切相关。人脑中锌的含量占全身锌总量的 7.8%，锌有"生命之花""智力之源"的美称，对促进孩子脑和智力发育至关重要。如果食物中缺乏锌的供给，大脑中酶的活性就会降低，会直接影响脑神经激素，使记忆力、理解力下降。

青春期由于生长迅速及性的成熟，锌尤为重要。缺锌会出现生长发育障碍、性发育迟缓、味觉减退、食欲不振、贫血、创伤愈合不良、免疫功能低下等表现，并会对其成年后的健康造成危害。青少年时期锌的推荐摄入量：12 ~ 15 岁男孩为 8.5 ~ 11.5mg/d，女孩为 7.5 ~ 8.5mg/d，18 岁男孩为 12mg/d，女孩为 8.5mg/d。一般认为，高蛋白质食物含锌较高，海产品是锌的良好来源；肉类、乳品和蛋品含有一定量的锌；蔬菜和水果含锌量较少。

目前，青少年缺锌已成为世界特别是发展中国家的一个严重的公共卫生问题。我国膳食中缺锌及以谷类为主膳食中的大量植酸对锌吸收的障碍，均为青少年生长发育缓慢的主要原因。我国青少年膳食锌的摄入量是不足的，其主要原因有以下两点：一是青少年不吃早餐或早餐质量差、偏食、挑食以及家长缺乏营养知识及经济困难所导致的营养结构不合理。我国青少年早餐多以谷类食物为主，蔬菜、水果次之，含锌量较高的肉类和豆类、乳类的比例偏低，导致青少年锌摄入量不足。二是身体的需要量增加。正处于生长发育重要时期的青少年，自身的成长需要足够的热量和优质蛋白质、各种矿物质等以保证充分的发育，因此，对锌的需要量也相应增加。青少年应该通过调整膳食结构，达到补足锌的摄入量。合理膳食，尽量避免长期食用精细食品，粗细搭配全面营养，在膳食中合理补充各种富含锌的食物，如牡蛎、鲱鱼等海产品以及瘦肉、禽蛋、肝脏、大豆等。避免过多食用含有植酸、纤维素等干扰锌吸收的食物，纠正挑食或以零食为主的不良饮食习惯。日常饮食中可以补锌的食物有：瘦猪肉、羊肉、动物肝、蟹肉、虾皮、鸡肉、鸡鸭蛋黄、带鱼、沙丁鱼、昌鱼、黄鱼、紫菜、黄豆、白萝卜、胡萝卜、茄子、玉米面、小米、小麦、芹菜、马铃薯、大白菜、苹果、香蕉等。补锌也不可过量，人体内的微量元素既不可少，也不可多。若补锌过多，可使体内的维生素 C 和铁的含量减少，抑制铁的吸收和利用，从而引起缺铁性贫血。

④其他矿物质：其他矿物质常量元素磷、钾、钠、镁和微量元素碘、硒、铜、氟、铬、锰、钼等的补充也不能忽视，应摄取足够的量才能满足发育的需求。碘的供给也很重要，机体的新陈代谢需要足够的甲状腺激素，而甲状腺激素的分泌离不开碘。碘缺乏时，会使甲状腺肿大，含碘丰富的食品有海带、紫菜、发菜、蚶、蛤、干贝、海蜇、龙虾、带鱼等。各年龄段儿童和青少年膳食矿物质推荐摄入量（RNI）见表 5-7。

（5）维生素　在生长发育中，维生素必不可少。维生素不仅可以预防某些疾病，还可以提高机体免疫力，有些维生素对于保持肌肤的润泽、光亮也有一定的好处。

表5-7 各年龄段儿童和青少年膳食矿物质推荐摄入量

类别		年龄（岁）				
		4~	7~	9~	12~15	18
钙/（mg/d）		600	800	1000	1000	800
碘/（μg/d）		90	90	90	110~120	120
硒/（μg/d）		30	40	45	60	60
铁/（mg/d）	男	10	12	16	12	12
	女			18	18	18
锌/（mg/d）	男	5.5	7.0	7.0	8.5~11.5	12.0
	女				7.5~8.0	8.5

资料来源：《中国居民膳食营养素参考摄入量（2023版）》。

①儿童和青少年对维生素 A 的每日平均需要量：12~15 岁男孩为 560~580μg 视黄醇当量，女孩为 480~520μg 视黄醇当量；18 岁男孩平均需要量与成人相同，为 550μg 视黄醇当量，女孩为 470μg 视黄醇当量。青少年在成长的过程中，如果身体缺乏维生素 A，会引起明显的眼睛不适、皮肤粗糙和脱皮、免疫功能下降、记忆力下降等症状，还会导致发育迟缓、身体消瘦等。

②青少年维生素 D 的推荐摄入量为 8μg/d。适当的日光浴可以促进机体合成维生素 D，满足人体对维生素 D 的需要。

③对于青少年来说，维生素 C 依其生理作用，可以保障青少年机体的正常生长，确保骨、血、皮肉等生长不受影响，预防坏血病并确保软骨能正常转化为骨质，从而促进骨骼生长。

（6）水　正常人每日水的来源和排出处于动态平衡，每日维持在 2500mL 左右。青少年营养需要量大，活动量也大，代谢旺盛，需水量也相对要多，每天要保证喝到足够的饮用水。体内缺水时，会影响大脑工作所需的能量生成，大脑能量不足，就会影响学习效率。含糖饮料已经成为我国青少年的主要饮品，虽然饮料中大部分是水，但饮料大多含有糖分或甜味剂，因此，饮料不能代替水，不要养成只喝饮料不喝水的坏习惯。

3. 儿童、青少年的膳食管理

（1）总体原则　家庭、学校和社会要共同努力，帮助学龄儿童养成健康的饮食行为和生活方式。学龄儿童应积极学习营养健康知识，提高营养健康素养。在一般人群膳食指南的基础上，应吃好早餐，合理选择零食，不喝含糖饮料，积极进行身体活动，保持体重适宜增长。家长应学习并将营养健康知识应用到日常生活中，同时发挥言传身教的作用；学校应制定和实施营养健康相关政策，开设营养健康教育相关课程，配置相关设施与设备，营造校园营养健康支持环境。

膳食管理中，要注意适合儿童与青少年生理和心理需求特点，注意营养均衡。在餐次安排上，学校两餐的热能分配要特别注意早餐的供给，特别是早餐中蛋白质和热能的供给量，如早餐达不到要求，可在课间加餐给予补充，保证吃好早餐。

（2）膳食管理

①保证有适度的主食摄入量，早餐不能省略。主食提供充足的碳水化合物，如果碳水化合物摄入缺乏，会造成能量供应不足，并且膳食蛋白质不能很好吸收。碳水化合物摄入过量，容易引起肥胖，根据《中国居民营养与慢性病状况报告（2020年）》显示，6岁以下和6~17岁儿童、青少年超重肥胖率分别达到10.4%和19.0%，所以要特别注意主食的选择，保证碳水化合物的适量摄取，保证早餐的摄入。

②培养良好的饮食习惯，进食要定时定量。一般以一日三餐制度较为合理，各餐间隔4~6h，有必要可增加课间餐。各餐热量分配，也就是合理的膳食制度。在合理膳食制度下，由于定时定量进食，胃肠负担均衡，并且进食时间成为条件刺激，使大脑皮层形成动力定型，每次进餐适当，食物中枢的兴奋提高，容易引起良好食欲，保证食物正常消化、吸收。不挑食、不偏食，吃零食要适度，要选择营养丰富的食物做零食，零食不应影响进食和平衡膳食。

③摄入盐量要适当。每日应控制食盐在10g以下为宜，培养好清淡口味，减少发生高血压的概率。

④天天喝乳，足量饮水，不喝含糖饮料。乳制品营养丰富，是钙和优质蛋白质的良好食物来源。足量饮水是机体健康的基本保障，有助于维持身体活动和认知能力，学龄儿童应每天至少摄入300g液态乳或相当量的乳制品，要足量饮水，少量多次，首选白水。饮酒有害健康，常喝含糖饮料会增加患龋齿、肥胖的风险，学龄儿童正处于生长发育阶段，应禁止饮酒及含酒精饮料；应不喝含糖饮料，更不能用含糖饮料代替白水。

⑤饮食多样化，谷物为主。在热能供给充分的前提下，注意保证蛋白质的摄入量并提高利用率，注意主副食搭配，每餐有荤有素或粮豆菜混食，以充分发挥蛋白质的互补作用，适量选用有色瓜果蔬菜。

4. 儿童、青少年膳食推荐案例

（1）含蛋白质、脂肪丰富的食物应安排在早餐、午餐；晚餐则配以蔬菜和各类食物。一般早餐热量占30%、午餐热量占40%、晚餐热量占30%。每次进餐时间20~30min，餐后休息0.5~1h再开始学习和体力活动，体力活动后至少休息10~20min再进餐。晚餐离睡前至少1.5~2h。

（2）学生在考试期间，应加强营养的质和量，多供给优质蛋白质和脂肪，特别是磷脂酰胆碱和维生素A、维生素B_1、维生素B_2和维生素C，以满足复习和考试期间学生高级神经系统紧张活动下的特殊消耗。

①每日摄入食物量为：粮谷类 400～500g，蔬菜类 400～450g，水果类 150～200g，畜禽肉及鱼虾类 125～150g，鸡蛋 1 个，乳类及制品 100g，大豆制品适量 50g，烹调用油 25g。

②补充富含矿物质和维生素的食品：每日食用 1/2 根胡萝卜，或一片芒果，或一根芦笋，或 15g 猪肝，即可满足维生素 A 的需要。富含维生素 A 的食物有动物肝脏、蛋黄、鱼肝油、奶油、绿色蔬菜、胡萝卜、番茄、红心白薯等。

青少年正在长身体的阶段，需要较多的维生素来维持钙的吸收。除了户外活动之外，需要多食用一些富含维生素 D 蔬菜和水果，如芹菜、菠菜、苹果、柚子、火龙果等。

三、特殊生理状态儿童、青少年的膳食管理

1. 变声期青少年的营养膳食

青少年一般在 14～16 岁进入变声期，这个时期喉结、声带增长发育，表现为声音嘶哑、音域狭窄、发音疲劳、局部充血水肿、分泌物增多等。变声期一般为半年至一年。变声期要科学合理地使用嗓子，不要过于疲劳，饮食方面应注意以下几点。

①适当增加胶原蛋白和弹性蛋白的摄入：发声器官是由胶原蛋白和弹性蛋白构成的，声带是由弹性蛋白薄膜构成，因此，变声期的青少年应多吃富含胶原蛋白和弹性蛋白的食物，如猪蹄、猪皮、蹄筋、鱼类、豆类、海产品等。

②适当增加 B 族维生素和钙质的摄入：维生素 B_2、维生素 B_6 能促使皮肤发育，钙质可以促进甲状软骨的发育。富含 B 族维生素的食物主要有芹菜、番茄、蛋类、豆类、动物肝脏及新鲜水果等。富含钙质的食物主要有鱼虾、牛乳、豆制品等。

③食物以软质、精细为宜；进食时宜细嚼慢咽；适量多饮水。

④ 少吃酸、苦味的刺激性食物，如大蒜、辣椒等，这些食物会刺激气管、喉结与声带；不宜多吃蜜饯，如酸梅等，因蜜饯制作过程中，除含高糖，还会混有甘草，过量摄入甘草，会使喉结和声带的弹性蛋白合成不足，喉部对声带支撑作用减弱，声带韧性也会下降。

⑤饮食不宜过热或过冷，剧烈运动后不能马上喝冷水。

⑥变声期忌烟酒，忌大声呼喊。也不要疲劳过度或睡眠不足，更不能情绪波动过大，以防咽喉充血，从而导致声带损伤。冬天注意保暖，不要穿低领衣服，注意脖子保暖，避免口腔、喉部受冷。

2. 女生经期的营养膳食

女生月经来潮期间，身体也会受到一定的影响，如情绪容易波动、烦躁、焦虑、身体抵抗力降低等。月经期除了避免过分劳累，保持精神愉悦外，在饮食上也应格外注意。

①忌生冷：经期如食生冷食物，一是有碍消化，二是易损伤人体阳气，生内寒，一旦寒气凝滞，就会造成经血过少和痛经。在夏季时，经期也不宜吃生冷食物，饮食以温热为

宜，有利于血运畅通；在冬季时，还可以适当吃一些温补的食物，如牛肉、桂圆、枸杞等。

②忌酸辣：月经期间常使人感到疲劳，消化功能减弱。为保持营养的需要，饮食应以新鲜为宜。新鲜食物营养破坏少，污染也小。辛辣食物刺激性强，容易引起经血量过多，在经期不宜食用。

③忌缺铁：女生经期一般每次失血 30～50mL，每毫升含铁 0.5mg，每次月经要损失铁 15～25mg。铁是人体必需的元素之一，不仅参与血红蛋白及多种重要酶的合成，而且对免疫、智力、衰老等方面都发挥着重要作用，因此，月经期进食含铁丰富和有利于消化吸收的食物是十分必要的。含铁丰富的食物，如鱼类、各种动物的肝和血、瘦肉、蛋黄等，生物活性高，容易被人体吸收利用，特别是动物血，不仅含铁丰富，而且还富含优质蛋白质，是物美价廉的月经期保健食品。而大豆、菠菜等富含植物性铁，不易被肠胃吸收。

④不宜多吃盐，不宜饮浓茶。

3. 肥胖儿童、青少年的营养膳食

虽然不吃早餐而导致肥胖的机制并不十分清楚，但是肥胖的发生与饮食习惯和生活习惯密切相关，平日膳食安排不合理也是引起机体脂肪蓄积的重要因素。随着现代快餐业的发展，儿童、青少年食用快餐的机会也逐渐增加。

合理的营养膳食是预防肥胖的关键，安排好一日三餐，防止营养过剩。合理控制饮食，使能量摄入低于能量消耗。

①低能低脂高蛋白质膳食：身体发胖者应限制脂肪和碳水化合物的摄取量，多摄取一些生物价值高的蛋白质食物，以提高体内脂肪的氧化过程，动用机体内储存的脂肪，减少脂肪的蓄积。牛乳、鸡蛋、瘦肉、大豆制品等，不仅含有丰富的蛋白质，还有利于脂肪代谢。鱼类含有大量蛋白质、少量胆固醇、大量不饱和脂肪酸，在脂肪代谢方面对人体有利，因此肥胖者可适当多吃些鱼类。其他有利于降脂减肥的食物有黄瓜、白萝卜、冬瓜、韭菜、洋葱、菠菜、绿豆芽、香菇、竹笋、黑木耳、海带、山楂、酸乳、豆腐、海蜇、兔肉、醋、魔芋、茶等。

②适度控制糖类的摄入：多选择淀粉等提供热量，尽可能减少蔗糖、果糖等简单糖类在膳食中的比例，推荐每日摄入糖类 100～200g，但不宜少于 50g。

③充足的维生素、矿物质和膳食纤维的摄入：推荐每日食盐的摄入量为 5～6g，膳食纤维几乎不提供能量，对控制体重有益。粗粮和杂粮富含 B 族维生素、膳食纤维和矿物质，有利于生理功能的调节和新陈代谢，如玉米、燕麦、荞麦、小米、绿豆、薯类等，都有辅助降脂降压、清热通便、预防代谢性疾病等食疗作用。另外，果蔬含水量高、热量低，膳食纤维含量高，能去脂降糖助消化，还可润肠通便，能有效地减肥和防治代谢性疾病。

④多饮水：水是人体不可缺少的营养物质，又不会产生热量，每天以喝 7～8 杯白开水为佳。

⑤在合理膳食的基础上，还要加强运动，每日应有 30min 以上的快速步行或相当的体

力活动。

4. 青少年近视者的营养膳食

青少年是近视高发群体，发病率高达 50%～60%，我国是世界上近视发病率最高的国家之一。青少年除了平时注意用眼卫生、生活规律、加强锻炼外，还应从饮食方面来保护视力。

①补充蛋白质：眼球组织的发育、修补和更新，需要不断地补充蛋白质，平时应适量增加鱼、虾、蛋、乳、瘦肉和动物内脏等富含动物性蛋白质的食物的摄入，豆类含有丰富的植物性蛋白质，也应注意补充。

②补充维生素 A 和 B 族维生素：维生素 A 不足，眼睛易疲劳，感受弱光的能力下降，会影响夜间视觉能力，严重时易患夜盲症。缺乏维生素 A 还可引起眼结膜干燥，甚至导致眼角膜穿孔。维生素 A 的最好食物来源是各种动物肝、鱼肝油、乳类、蛋黄以及绿色、黄色、红色的蔬菜和橙黄色的水果，如胡萝卜、豌豆苗、苜蓿、菠菜、韭菜、青椒、甘蓝、海带、紫菜、南瓜、柑橘、芒果等。B 族维生素对视觉神经有营养作用，富含 B 族维生素的食物有面粉类食品、花生、瘦肉、牛乳和蔬菜等。

③补充钙和磷：青春期的孩子对钙的需求量增加，丰富的钙质具有消除眼肌紧张的作用。眼球的坚韧性也需要钙和磷的参与，牛乳、豆类，鱼、虾皮及海带等水产品，花生、核桃、莲子等干果，香菇、蘑菇、黑木耳等食用菌类，南瓜、甘蓝、香菜、油菜等蔬菜，都含有丰富的钙和磷。维生素 D 可以加强肠道对钙磷的吸收。

④补充铬、硒、锌等微量元素：铬元素能通过胰岛调节人的血糖，铬缺乏或不足，可使血糖升高，导致眼球内的压力增高，使眼球屈光度增加引起近视。硒元素参与眼球肌肉、瞳孔的活动。锌在眼内参与维生素 A 的代谢与运输，维持视网膜色素上皮的正常组织状态，具有维护正常视力的功能，缺锌可导致视力障碍。

⑤补充叶黄素：叶黄素属于"类胡萝卜素"，对视网膜中的"黄斑"有重要的保护作用，缺乏叶黄素会引起"黄斑"退化与视力模糊。新鲜绿色蔬菜和柑橘类水果中含有丰富的叶黄素，可适量补充。

5. 贫血青少年的营养膳食

青少年贫血大多数是营养性贫血，常见的有缺铁性贫血和巨幼细胞贫血。营养性缺铁性贫血，是由于体内铁缺乏导致血红蛋白合成减少所致。

营养不良性贫血患者应注意日常饮食的营养均衡，在平衡膳食的基础上增加铁、蛋白质、维生素 C 的供给量。中国营养学会指定的铁元素推荐摄入量（RNI）分别为：12～15 岁男孩 16mg/d，女孩 18mg/d；18 岁男孩 12mg/d，女孩 20mg/d。9～11 岁男孩和女孩的蛋白质 RNI 都是 45～55g/d；12～15 岁女孩 60g/d，男孩为 70～75g/d；18 岁男孩和女孩的蛋白质 RNI 为 55～65g/d。维生素 C 的推荐摄入量与成人相同，都是 90～100mg/d。在日常饮食中，应注意增加优质蛋白质、铁、维生素 C、咖啡因和植酸等的摄入，如谷类、豆类、蔬菜、瓜果、青椒、猕猴桃、橘子、柚子等。

思考题

1. 简述幼儿营养需求和早期混合喂养需注意的原则。
2. 近视儿童的营养需求有哪些？从膳食管理角度应注意哪些事项？
3. 请简要论述肥胖青少年的膳食管理要点。

知识拓展

《7 岁~18 岁儿童青少年体力活动水平评价》

2024 年 1 月，《7 岁~18 岁儿童青少年体力活动水平评价》（WS/T 10008—2023）发布，对促进我国儿童青少年健康水平的提高，养成积极的生活方式，具有非常重要的战略意义和作用。此标准给出了 7 岁~18 岁儿童青少年体力活动评价工具、体力活动时间和强度评价方法，以及体力活动水平推荐量。适用于 7 岁~18 岁儿童青少年体力活动水平评价，6 岁儿童亦可参照执行。

此标准中的"中高强度体力活动时间"推荐儿童青少年平均每天累计中高强度体力活动时间宜不少于 70min，其中每天至少进行 1 次持续 10min 或以上的中高强度体力活动。在"体力活动形式"方面，推荐儿童青少年日常体力活动以有氧运动为基础，同时每周宜进行不少于 3 次的增强肌肉力量和促进骨骼健康的抗阻运动。

视屏时间（screen time）是指看电视、使用电脑、使用手机和其他带有电子屏幕设备的总时间。除教育部门安排的线下课堂教学和线上视频教学时间外，儿童青少年平均每天其他用途的视屏时间不宜超过 2h。

第六章
中老年人的营养与膳食

学习目标

1. 了解中老年人的营养素需求特点，掌握一般老年人和高龄老年人的膳食需求特点。
2. 掌握一般老年人的推荐膳食。

中老年人的年龄划分与人的寿命长短有关。据测算，人的自然寿命应该在百岁以上，我国历史上有很多寿命在百岁以上的记载。如果人的寿命按细胞分裂周期测算，应该在120岁左右。随着人均期望寿命的延长，世界卫生组织（WHO）对老年人的定义为60周岁及以上的人群，其中60岁至74岁为年轻老年人；75岁至89岁为一般老年人；90岁以上为长寿老年人。我国营养学会将65岁到79岁人群划为一般老年人，80岁以上为高龄老年人。实际上，人的部分器官组织功能在40岁以后就已经衰退了，而良好的营养管理能够延缓这种衰退。

本章按照年龄特点将中老年人群分为50~65岁初老人群、65~79岁一般老年人和80岁以上高龄老年人三类，分别介绍50岁以上年龄结构特点的人群的营养需求与膳食管理。

思政阅读6

孝亲敬老是中华民族的传统美德，是我国优秀传统文化的瑰宝。党的二十大报告提出：实施积极应对人口老龄化国家战略，发展养老事业和养老产业，优化孤寡老人服务，推动实现全体老年人享有基本养老服务。我国具备坚实的物质基础、充足的人力资本、尊老爱老的传统美德，能够妥善解决人口老龄化带来的社会问题，中国特色应对人口老龄化道路必将越走越宽阔。优化养老产业、弘扬孝亲敬老文化，请扫码阅读。

思政阅读6

第一节　中老年人的营养

一、中老年人的生理特点

通常情况下，50 岁以后人群的生理代谢已经开始进入衰退阶段，各种器官功能逐渐退化，合适的膳食干预可以延缓器官机能的衰减，所以了解 50 岁以上中老年人群的营养和膳食特点，并进行及时的营养干预将对延缓衰老起重要作用。

中老年人群的工作和生活已比较稳定，饮食也形成各自的习惯，饮食种类和数量基本稳定。人体的合成代谢与分解代谢也由平衡状态逐渐进入失衡状态，胃肠道的消化吸收功能开始下降，有些人牙齿开始松动、脱落，牙齿及口腔问题开始出现，胃肠黏膜、肌肉随着年龄的增长而萎缩，胃肠黏膜分泌的消化液减少，尤其是胆汁和胰液的减少，使脂肪、蛋白质等食物消化、吸收过程延迟。肠蠕动减慢，增加了水分的吸收，常常容易出现便秘。所以，胃肠功能的下降，必然导致全身的营养状况减退。中老年人身体成分发生改变、生理功能减退、思维迟缓、新陈代谢缓慢、免疫能力下降、整体趋于老化、疾病发生增多。

1. 形体变化

（1）体型变化　随着年龄的增长，中老年人会发生身高下降、形体变粗，特别是腰腹部变胖、脊柱弯曲等外表变化。这是由于椎间盘的压缩性变化，脊柱弯曲度增加、椎骨扁平、下肢弯曲、足弓变平所致。

（2）皮肤皱缩　皮肤的衰老其实从青壮年开始了，到 50 岁左右时，人会出现额头皱纹、眼部鱼尾纹、鼻及口角的弧形纹、耳前纹、纵行皱纹等，并随年龄的增长逐年加深。皮肤弹性下降、松弛，皮肤粗糙干燥、无光泽、光滑度降低、皮下脂肪显著消失，面部、手部、身体其他部位出现老年斑、老年疣等。

2. 身体成分变化

中老年人新陈代谢能力远远低于年轻人，有代谢功能的组织参与程度随年龄增加而减少，老年期代谢功能组织占总体组织的比例（30%）仅为青春期（60%）的一半，这是因为中老年人有效地参与新陈代谢的物质成分变少。

（1）水分减少　中老年人随着年龄的增长，身体的总水量逐渐减少，80 岁老年人比 20 岁时的机体总含水量大约减少 17%。机体细胞内液量随年龄增长而递减，细胞外液量几乎不变，说明总水量的减少是细胞内液的流失，机体细胞和脏器组织脱水、萎缩，总体含水量下降，可能会发生生理性体重下降，在应激情况下（腹泻、发热、大量出汗等）容易发生脱水，电解质平衡紊乱。

（2）脂肪增多　中老年人脂肪组织占体重比例逐渐上升，比年轻人高，故体形易变胖，特别是内脏皮下脂肪的积累，引发的腰围、臀围比例加大等。

（3）骨矿物质含量减少　中老年人矿物质代谢异常，结合钙能力减弱，游离态钙增多，导致骨质疏松，骨密度减少（仅为年轻人的一半），以绝经期妇女骨量减少最为明显。

3. 代谢改变

新陈代谢的改变是中老年人最直接的变化，随着年龄增加，机体衰老的表现逐渐明显起来，合成代谢降低，人体容易疲劳。基础代谢以每10年减少5%的趋势逐渐下降。蛋白质合成能力不足，中老年人较易出现营养不良，组织损伤后的修复能力减退。肝、肾功能降低，导致一些有毒有害的中间代谢产物和氧化物质排出受阻，加速衰老的发生。

4. 器官功能衰退

细胞数量的减少必然引起全身各系统和器官功能的衰退和下降。器官功能衰退的程度在不同年龄的中老年人群中差异较大。

（1）消化系统衰退　中老年人牙龈退化萎缩，导致牙齿逐渐脱落，咀嚼能力下降。据统计，我国70%~75%的一般老年人存在牙齿缺失，8%~30%的高龄老年人存在吞咽障碍，尤其是脑卒中、阿尔茨海默病患者。咀嚼能力下降、味觉和嗅觉功能减退，味蕾数量减少，胃肠道平滑肌萎缩，弹性减弱，肠道蠕动变慢，这些变化造成中老年人机械性消化能力大幅降低，食糜在肠道停留时间长，细菌过度发酵，产生有害物质。此外，中老年人胃肠道黏膜变薄，绒毛萎缩减少，消化液及用于消化的蛋白酶、脂肪酶、淀粉酶等各种酶类减少2/3，对食物的消化吸收能力减弱。胃肠道蠕动功能减退，胃排空时间延长，食物在胃肠道停留时间延长，常造成便秘。脂肪、钙、铁、维生素等吸收能力也较差。肝脏解毒能力、合成和储存蛋白质的能力降低。

（2）循环系统老化　中老年人心肌逐渐老化，收缩能力下降，心搏量减少，65岁老年人的心脏排血量相比于25岁年轻人下降30%。心脏传导功能下降，容易出现心律失常的症状。老年人动脉血管壁弹性减弱，血管壁硬化，管腔变小，血脂增加，通常出现高血压症状，容易发生冠心病、脑血管意外等状况。心血管调节能力降低，血压易受情绪、运动、身体状况的影响。

（3）神经系统功能下降　随着年龄增加大脑萎缩、退化，脑回变窄，沟回变宽，神经细胞数量减少，脑细胞质量减少，70岁时人脑质量减少约5%，80岁减少约10%，90岁减少约20%。神经系统功能下降造成听力、视力、味觉、嗅觉、触觉等感觉功能明显下降、运动功能减弱甚至失调，学习能力下降、记忆力衰退等，所以中老年人对外界刺激和反应能力以及对身体的调节能力急剧下降，常无法真实反映身体对水、食物的需求。

（4）泌尿系统功能退化　随着年龄增加，中老年人肾小球数量减少，滤过率降低，肾血管硬化，肾小管的再吸收能力下降，肾浓缩稀释功能降低，调节酸碱平衡能力下降，易发生水电解质平衡失调、血中尿素氮升高和肾功能不全，肾的内分泌功能减退。膀胱肌肉萎缩，纤维组织增生，膀胱缩小，容量减少，支配膀胱的植物神经系统功能障碍，常出现尿频或尿意延迟，甚至尿失禁。

（5）肌肉和骨骼系统萎缩　中老年人的肌肉逐渐萎缩、质量减少，肌肉的强度变弱，肌纤维数量下降。通常80岁老人的肌肉体积仅剩成年时的3/4。由于骨骼中无机盐增加，骨骼弹性和韧性降低，骨骼变脆，骨质疏松。

二、中老年人营养特点

当前，我国人口老龄化已经是不可回避的社会现实。2021年第七次人口普查结果显示，我国老龄化速度加快，2020年我国60岁以上人口为2.64亿，占比18.70%，65岁以上人口1.91亿，占13.50%，预计到2025年，中国60岁以上人口将突破3亿。

《中国居民膳食指南科学研究报告（2021）》指出，过去五年间，我国老龄人口数量增加，营养上普遍存在能量或蛋白质摄入不足的问题，维生素 B_1、维生素 B_2、叶酸、钙摄入不足的比例均高于80%，农村中老年人营养不足问题更为突出。此外，由于膳食不平衡造成中老年人肥胖以及营养相关慢性疾病问题依然严峻，中老年人肥胖率为13.0%，高血压患病率近60%，糖尿病患病率近15%。总的来说，中老年人由于多年的膳食习惯已经形成，营养方面形成了特定的特点。

1. 营养不均衡

营养过剩和营养缺失并存，营养摄入不均衡。一方面，长期高蛋白质、高热量的饮食习惯导致过度肥胖，"四高"（高血压、高血脂、高血糖、高尿酸）病症普发，继而引起的心血管、恶性肿瘤等疾病的发病率逐年上升。另一方面，我国不同地区人群的蛋白质摄入量也不平衡，一般经济发达地区摄入量过多，经济相对不发达地区摄入量不足。蛋白质摄入量总体来说逐年增加，但是优质蛋白质比例不高。

2. 主食摄入减少，粗粮摄入不足

调查显示，我国中老年人的主食摄入量逐年降低，《中国居民膳食指南（2022）》建议普通成人每日谷类食物摄取量为200~300g，其中全谷物和杂豆类50~150g，薯类50~100g，也就是说，粗杂粮应占主食的1/3左右。但实际上有近四成中老年人主食摄入不足250g，一般中老年人主食摄入量减少的同时，粗粮摄入占比普遍不足。

三、中老年人的营养需求

进入中老年阶段，人的生活环境、社会交往范围往往开始进入变化阶段，生活重心从工作开始向退居二线过渡，心理和身体状况的变化会增加很多中老年人患营养不良的风险，使身体抵抗疾病的能力减弱。保持长寿的前提是健康的身体，健康身体的基础是科学合理的膳食营养。

1. 能量

中老年人群基础代谢下降，能量需求相比于成年有所下降，一般中老年人在 60 岁以后对能量的需求下降大约 20%，而 70 岁以后下降约 30%，但实际个体间差异很大。依据《中国居民膳食营养素参考摄入量（2023 版）》和体重变化作为能量需要量的衡量标准，能量的摄入与消耗以能保持平衡并可维持理想体重为宜，中老年人群 BMI 的水平保持在 20 ～ 26.9kg/m² 比较适宜，50 ～ 75 岁轻度体力活动的中老年人膳食能量需要量为 1550 ～ 1950kcal/d。

2. 蛋白质

蛋白质是机体组织的重要原材料，与正常的抵抗力、免疫力有关。中老年人蛋白质吸收利用率及合成速率降低，易出现负氮平衡，而且摄入蛋白质的利用率低，因此摄入的蛋白质应保证质优量足，且以维持氮平衡为原则。按照《中国居民膳食营养素参考摄入量（2023 版）》，我国 50～65 岁中老年人群的蛋白质推荐摄入量是 65～72g/d（男性）和 55～62g/d（女性），65～75 岁老年男性的推荐摄入量一致。对于患有慢性疾病和急性疾病的患者，蛋白质的需要量可以按照每千克体重每天 1.5～2.0g 来计算。除了保证蛋白质的摄入量之外，还一定要增加蛋白质来源，尤其是优质蛋白质。

3. 脂肪

从健康的角度，中老年人群应当减少和控制饱和脂肪与胆固醇的摄入，使得饱和脂肪的供能比≤7%，同时适当增加单不饱和脂肪酸的比例，在食用油的选择上，橄榄油、山茶油这些富含单不饱和脂肪酸食用油更为推荐。另外，摄入充足的多不饱和脂肪酸，尤其是 ω-3 系列的 α-亚麻酸、EPA、DHA，对心血管的健康更有益处。

4. 碳水化合物

由于中老年人胰岛素分泌减少，组织对胰岛素敏感性下降，糖耐量降低，易发生血糖增高、肥胖、高脂血症。中老年人应当尽可能减少蔗糖和葡萄糖的食物来源，适当地增加复杂碳水的比例，膳食中应供给富含膳食纤维的食物，如多吃蔬菜、水果、全谷类食物，以促进老年人肠道的蠕动能力，以防便秘及肠道癌症。

5. 维生素

中老年人群特别容易缺乏的维生素包括维生素 A、维生素 D、维生素 B_1、维生素 B_2 和维生素 C，其中维生素 A 和维生素 C 与个体的抗氧化能力有密切联系，所以中老年人平时要注意均衡膳食，保证动植物摄入平衡，才可以更好地获取这些营养素。

6. 矿物质

中老年人群随着消化系统的减弱，各种矿物质的摄入也需要格外注意。钙每日 RNI 为 650mg，对于维持骨骼健康意义重大；铁的 RNI 为 8～9mg/d，有利于维持正常免疫功能；

锌和硒元素与免疫力和抗衰老能力密切相关，其主要来自动物内脏和肉类，因此不推荐老年朋友纯素食饮食。

7. 水

建议中老年人群的主动饮水量为 1500~2000mL/d，推荐白开水和淡茶水，不推荐含糖饮料、咖啡和含酒精饮料。

第二节　中老年人的膳食

随着社会的进步和人民生活水平的提高，我国中老年人膳食和营养状况得到了明显改善，但中老年人群存在的营养与健康问题仍然不容乐观。

由于衰老过程引起的健康问题对我国公共卫生事业提出巨大的挑战，老龄问题对我国政治、经济、社会都将产生深刻影响，所以要特别重视中老年人的健康状况，实施营养支持策略，增强体质和抵御疾病的能力，增加社区膳食管理、照料服务，提高中老年人的生存质量。

一、50~65 岁初老人群的膳食管理

50~65 岁初老人群通常是从长期的工作状态逐渐过渡到退休闲适的生活状态，生活方式和生理功能的改变，容易引起心理落差、食欲不振和营养摄入不足等问题。所以要特别注意膳食管理，保持良好的心态，延缓器官功能的衰退。

1. 保证能量的足量供应，维持合理体重

随着初老人群的生活方式和生理功能的改变，能量摄入不足容易导致其患营养不良的风险增加，因此在一般成人平衡膳食的基础上，50 岁以上的初老人群要保证产能营养素的充足摄入，特别是优质蛋白质类食物要适当增加，脂肪摄入以富含不饱和脂肪酸的植物油为主，通常以脂肪类食物的能量摄入占总食物热量的 25% 左右为宜，此外，膳食纤维含量多的全麦类、谷薯类主食可适当增加。

50~65 岁人群饮食中还要注意预防能量过剩，通过体重变化来反映能量摄入和消耗的平衡关系。要关注个人体重变化，定期测量体重，保持 BMI 在 $20.0~26.9kg/m^2$ 为宜。对于偏胖者，快速降低体重的做法不可取，而应维持在一个比较稳定的范围内。在没有主动采取措施减重的情况下出现体重明显下降时，要主动去做营养和医学咨询。

2. 膳食多样化，保持良好食欲

50~65 岁是多数中老年人器官功能退化的开始阶段，如牙齿缺失损坏，消化吸收能力

减弱等问题显现，导致食欲减退。所以要保证多样化的膳食，平时宜少食多餐，可以在适当时间进行加餐，采用三餐两点或三点制，每次正餐能量占全天 1/5～1/4，每次加餐占 1/20～1/10。每天应至少摄入 12 种食物。食物加工保证易于消化吸收，食物尽量切碎切细，延长烹调时间。尽量采用炖、蒸、煮等烹饪方法，少用煎炸、烤制等。

3. 保持身体活动，延缓肌肉流失

据测算，人体在 40 岁左右肌肉量即开始减少，蛋白质是肌肉组成的物质基础，所以低龄中老年人在膳食中要特别注意摄入蛋白质类食物，通常保持每天蛋白质类食物摄入量在 100～150g，以适量的禽、鱼、瘦肉及豆制品为宜。有研究表明，牛乳中的乳清蛋白可有效促进人体对蛋白质的吸收，建议每天饮 300～400g 鲜牛乳。

应积极进行身体活动，特别是户外适度、身心放松的体育锻炼，更多地呼吸新鲜空气、接受阳光，以促进体内维生素 D 合成，延缓骨质疏松和肌肉衰减的进程。

二、 65～79 岁一般老年人的膳食推荐

65～79 岁一般老年人机体退行性变化比初老人群更为明显，此阶段老年人在食物多样前提下，保证摄入足量的动物性食物有助于提高膳食营养素密度和吸收利用率，预防营养不良，尤其是贫血、低体重等。

1. 提倡膳食多样化，保证足量的优质蛋白质食物供应

一般老年人口味和食物选择随年龄增加而逐渐固化，容易造成食物品种单一的问题。因此，要充分认识食物品种丰富的重要性，保障供应，不断丰富老年人的餐食。人体对动物性食物中蛋白质和微量营养素的吸收利用率高，但有不少老年人担心动物性食物中含有较多的饱和脂肪酸和胆固醇会增加慢性病的发生风险，所以很少甚至拒绝食用动物性食物，结果导致贫血、低体重、肌肉过快丢失进而造成抵抗力降低、衰弱等问题。

建议一般老年人群应根据中国居民平衡膳食宝塔来指导每日的膳食，尽量选择多样化的膳食，做到蔬菜、水果种类尽量多，动物性食物换着吃。不同品种的蔬菜所含营养成分差异较大，老年人应该尽可能选择吃不同种类的蔬菜，特别注意多选深色叶菜，如油菜、青菜、菠菜、紫甘蓝等，而且尽量搭配食用，做到一餐就可以选择多种蔬菜，不仅可以丰富口味，提升食欲，还能摄入不同的营养成分。动物性食物中增加瘦肉、禽类、鱼等食物，烹饪中与蔬菜搭配，保证维生素、矿物质等各种营养素的供给，可以少量多餐，保证每次正餐能量占全天 1/5～1/4，每次加餐占 1/20～1/10。每天应至少摄入 12 种及其以上的食物。食物加工方式上要保证易于消化吸收，食物尽量切碎切细，延长烹调时间。尽量采用炖、蒸、煮等烹饪方法，少用煎炸、烤制等。老年人还要注意多选择发酵的大豆制品、各类乳制品等，不但有利于优质蛋白质和矿物质的吸收，而且口感软嫩，能增进食欲。

2. 鼓励动手制作和分享食物，主动进行身体活动

65 岁以上老年人一般不再是经济社会活动主体，特别是空巢、独居的老年人，很容易发展到离群寡居的状态。老年人要积极调整心态，主动参与家庭、社会活动，制作和分享食物。这已成为改善、调整心理状态的重要途径，有利于帮助老年人保持积极乐观的情绪。家人、亲友应劝导、鼓励老年人一同挑选、制作、品尝、评论食物，让他们对生活有新认识，感受到来自家人、亲友的关心与支持，保持良好的精神状态，同时在采买、挑选、制作过程中的体力活动也增加了一般老年人的能量消耗，促进老年人的身心健康。

生命在于运动，多动才能促进身体健康，让生命有活力。老年人更应该认识到"动则有益"，在日常生活中应主动、积极地锻炼身体。一般老年人在选择锻炼方法和安排运动时，应根据自己的生理特点和健康状况来确定运动强度、频率和时间；同时也兼顾自己的兴趣爱好和运动设施条件选择多种身体活动的方式，应尽可能使全身都得到活动。

3. 做好健康管理，维持适当体重

在国家基本公共卫生服务的老年人健康管理服务中，健康体检是一个主要项目，也是国家惠民政策的体现。一般老年人应该根据自身状况，定期到有资质的医疗机构参加健康体检。通过每年参加 1~2 次健康体检，测评营养情况。做好健康管理，了解阶段性膳食营养是否合理，及时发现问题并加以调整。另外，保持体重在正常稳定水平也很重要。体重太高和太低都会影响身体健康、增加营养不良风险和死亡风险，老年人体质指数与中青年人判定数值不同，一般老年人 BMI 数值最好是控制在 $20.0 \sim 26.9 kg/m^2$。无论是过胖还是过瘦，都不要采取极端措施让体重在短时间内产生大幅变化。应该分析可能的原因，在饮食和身体活动方面进行适度调整，逐渐让体重达到正常范围。

65 岁以上老人可以在营养师指导下进行个性化管理，少量多餐，养成良好的生活习惯，饮食习惯，饮食睡眠保持固定规律。饮食习惯影响健康，情绪也影响食物的消化吸收，影响人体的免疫力，过大的情绪波动还会直接引发一些疾病。

三、 80 岁以上高龄老年人膳食建议

80 岁以上的高龄老人往往存在着进食困难、味觉功能消退等方面的问题，因而需要特别注意能量和密度高、营养丰富的食物，除了预防一般老年人营养不良的风险问题之外，还要注意避免食谱固化带来的慢性疾病风险，所以对于高龄老人，特别是生活不能自理的老人，食物要绵软易咀嚼、易消化、易吸收，适时合理补充营养，必要时选择特医食品，补充营养强化食品和营养素等，增加对高龄老人的陪伴，增强他们的心理和生理信心，增强抵抗疾病的能力。

1. 多种方式鼓励进食，保证充足食物摄入

高龄、衰弱的老年人往往存在进食受限，导致营养摄入不足的问题。平时多陪伴、鼓

励老年人融入家庭活动，有助于增进食欲和进食量。对空巢和独居老年人强调营造良好的社会交往氛围，集体进餐改善心理状态，保持乐观情绪。让老年人认识到一日三餐不仅是物质上的需求，更是精神上的抚慰。对于不能自己进食的老年人，陪护人员应辅助老年人进餐，注意观察老年人进食状况和用餐安全，预防和减少误食的发生。

早、中、晚餐要保证主食多样不重复，各种禽畜肉、鱼虾肉轮换吃，还要讲究菜肉搭配，避免单调重复，确保老年人能摄入充足的食物。对于食欲不好、正餐摄入不足的老年人，可少量多餐，三点两点式或三点式进食，副食尽量不重样，还要定时定量，不可过饥过饱，尽量按自己的作息方式进食。对于不能或不愿自己做饭吃饭的高龄老年人可以选择供餐或送餐上门。老年供餐机构应该接受政府和相关部门的监管指导，配备营养专业人员，合理配餐，满足不同老年个体的营养需求，保证食品新鲜卫生。

2. 选择多种食物加工方法，经常监测体重

高龄、衰弱老年人的咀嚼吞咽能力、消化功能减退更为明显，在食物选择上受到一定的限制。因此食物应尽量选择质地松软易消化的食品。主食宜选择细软的米面制品（软米饭、烂面条、馒头、包子、面包、各种糕点等），副食将各种畜禽肉加工成肉末制品（肉末、肉丝、肉丸、鸡丝、蛋饺等）或选择肉质细嫩的鱼虾和豆制品，注意高龄老年人的口腔分辨能力减弱，应选择少带刺、带骨的食物。总之，要采用多种合理的烹调方法，使食物细软易于消化。

要经常监测体重，保持 BMI 值在 $20.0 \sim 26.9 kg/m^2$ 范围内，对于有条件的老年活动中心或长期照护机构，除了监测体重以外，还可以测量握力、上臂围、小腿等，并记录入档，也可以测量人体成分来判断体脂、瘦组织量、骨及水分含量的变化。对于体重过轻或近期体重明显变化的老年人，应进行医学营养评估，综合分析摄食情况、消化吸收能力、体格检查、人体测量、身体成分分析、生化指标、临床表现等营养相关问题得出疾病相关的营养诊断，排除疾病原因。根据目前健康状况、能量摄入量和身体活动水平，逐渐增加能量摄入至相应的推荐量水平，稍高于推荐量。

3. 合理使用营养品，坚持身体活动和益智活动

高龄老年人的微量矿物元素相对不足，应该调节饮食，适量加以补充并减少流失，鼓励摄入营养密度高的食物。当高龄和衰弱老年人进食量不足目标量80%时，可以在医生和临床营养师指导下，合理使用特医食品或者营养强化食品。特医食品的选择中，标准整蛋白配方食品符合大多数老年人的需要；氨基酸和短肽类的特医食品适合胃肠功能不全（如重症胰腺炎等）的老年人；高能量密度配方有利于实现老年人营养需求；不含乳糖的特医食品适合乳糖不耐受而出现腹泻的老年人；添加膳食纤维的特医食品可改善老年人的肠道功能，减少腹泻和便秘发生。营养强化食品以补充矿物质和维生素为主，对出现营养素明显缺乏而出现临床症状的老人，一定要在医生和营养师指导下，选择适合于自己的营养素补充剂。机体对矿物质、维生素需要量有一定的范围，补充剂量应依据《中国居民膳食营养素参考摄入量（2023 版）》。使用过程中既不能剂量太低，否则无法满足需要量要求，又不能过量摄入，否则对机体造成毒副作用。

80 岁以上的高龄老年人也要坚持适度的身体活动，本着"动则有益"的活动原则，在注意安全的前提下，有利于延缓身体机能的衰退。《中国居民膳食指南（2022）》推荐的高龄老人活动原则有：①少坐多动，坐立优于卧床，行走优于静坐；②建议每周活动时间不少于 150min，形式因人而异；③活动量和时间缓慢增加。做好热身和活动后的恢复，活动过程中要注意安全；④强调平衡训练、有氧运动和抗阻训练的有机结合。高龄老年人可先进行平衡训练和抗阻活动；⑤卧床老年人以抗阻活动为主，防止和减少肌肉萎缩；⑥坚持脑力活动，如阅读、下棋、弹琴、玩游戏等，延缓认知功能衰退。

四、中老年人一日膳食案例

中老年人的生活节奏平缓，按照《中国居民膳食指南（2022）》建议，应注意膳食多样化，每天食物要保持至少包括 5 大类食品（粮谷类、豆类、动物性食品、蔬菜水果、油盐糖类），合理搭配，包括荤素搭配和粗细搭配。早餐注意牛乳、杂粮馒头、全麦面包等的摄入。

建议早餐：红豆薏米粥（薏米 30g、红豆 20g），摊鸡蛋葱花饼（面粉 40g、鸡蛋 1 个），炒丝瓜（丝瓜 100g）。

加餐：草莓 200g 或香蕉 200g

午餐以优质蛋白质补充为主，蛋白质摄入量 1.2～1.5g/kg 体重，包括 1 个煮蛋，1 杯乳（300～400mL）、豆腐炖虾仁、菠菜、青菜、油麦菜、芹菜、西蓝花、胡萝卜等菜品，建议选择：玉米面或杂粮面发糕（玉米面粉 60g、红豆杂粮 50g），溜鱼片（鱼肉 100g），黄瓜片（黄瓜 100g），虾仁豆腐（虾仁 100g、豆腐 50g、香菇末少许），鸡蛋羹（鸡蛋 2 个），紫菜蛋花汤 1 份或燕麦粥 1 份。

晚餐：馒头（面粉 60g），肉末炒茄子（瘦猪肉 50g、茄子 150g），花生米拌菠菜（菠菜 100g，花生 15g）。

全日烹调油：20～25g

午后水果多选择柑橘类、苹果、猕猴桃等。

每天至少饮水 1200mL，可以选用淡茶水、果蔬汁、银耳红枣羹等，提供充足水分、保持口腔黏膜湿润和身体内环境的稳定。饮食宜清淡，忌油腻。食物细软，易于咀嚼和消化。

对于高龄老人和体弱消瘦的老年人，要在三餐基础上增加 2～3 次加餐，可选用牛乳、鸡蛋、面包、糕点、水果等。营养不良的老年人，在医生和临床营养师指导下，合理补充营养，包括维生素、矿物质、蛋白粉、肠内营养制剂、特殊医学用途食品。每日口服营养补充剂，同时提供丰富的优质蛋白质、微量营养素以及增强免疫的成分。

📝 思考题

1. 简述中老年人中不同年龄结构人群的营养特点。
2. 举例说明 65 岁以上一般老年人膳食推荐和管理原则。

⚛ 知识拓展

老年人膳食营养和膳食服务相关标准

中国已进入老龄化社会，老龄人口的增加导致社会养老压力加大，同时对老年人服务及养老方式也提出了新的挑战。《中华人民共和国国民经济和社会发展第十四个五年规划和2035 年远景目标纲要》提出，"加强老年健康服务，深入推进医养康养结合"。

我国政府高度重视老年人的膳食营养和养老膳食服务工作，先后出台了多项标准和法规用于指导和规范老年人的膳食营养摄入与服务。如《养老机构服务质量基本规范》（GB/T 35796—2017）、《养老机构等级划分与评定》（GB/T 37276—2018）等都对膳食服务提出明确规定。民政部出台的《养老机构老年人营养状况评价和监测服务规范》（MZ/T 184—2021）和《养老机构膳食服务基本规范》（MZ/T 186—2021），从营养状况评价和膳食服务供给两方面对养老机构提高膳食服务进行了规范和指导。《老年营养不良风险评估》（WS/T 552—2017）、《老年人膳食指导》（WS/T 556—2017），给出了基于老年人营养风险评估的膳食指导。

2022 年新修订的《中国老年人膳食指南》首次提出要对一般老年人和高龄老年人分别进行膳食指导，并规定老年人每天及每周摄入食物种类的最低要求，强调老年人应注意食物的多样化和平衡性，注重膳食营养均衡，减少高脂、高糖、高盐、高胆固醇的食品摄入，同时也应避免过分节食或挑食，保持适度的饮食和营养状态。

保障老年人膳食服务质量，真正做到为老年人提供营养、适口的膳食，积极发展养老服务业，是全社会的责任和义务，相信在国家的重视与各项营养及服务法规的不断完善下，各级养老机构能提供标准完善的膳食服务，从而切实提高老年人的晚年生活质量。

第七章
特殊环境和职业人群的营养与膳食

 学习目标

1. 了解和掌握异常温度环境人群的营养需求、矿工的营养需求，以及特殊环境和职业人群的膳食管理原则。

2. 掌握航空人员、航海人员的营养与膳食需求。

通常情况下人体吸收的营养用于维持生命代谢和活动所需要，但很多人因为生活地区环境特点或者职业因素决定他们生活和工作的环境较为特殊，如温度异常、压力异常或接触有毒有害化学物质从业人员，他们在这些特殊环境下机体会进行一定的体内调节来适应不良的环境条件，这种调节受到神经和激素的共同维持，此时体内蛋白质代谢、糖代谢、脂肪代谢等都会发生明显变化，因而对能量和营养素代谢有特殊的需求，增强机体对特殊环境和特殊职业的适应能力，提高劳动效率是特殊人群营养研究的主要内容。

🌐 **思政阅读 7**

不忘航天报国初心，勇担航天强国使命，请扫码阅读。

思政阅读 7

第一节 温度异常环境人群的营养与膳食

一、高温环境

高温环境根据具体大气湿度又可分为干热环境和湿热环境两种情况，干热环境下除了高温还可能会有高辐射危害，如炼钢、轧钢、铸造等；湿热环境一般是高温高湿作业条件，如印染、造纸、酸洗等和少数夏季露天作业环境。高温环境条件下，人体的泌尿系统及相关激素，如肾素、血管紧张素等大量分泌，能量耗散快，各种营养素代谢加快，机体散热能力加强，但超过调节限度后，当环境温度继续升高，机体散热能力会降低而使体温升高出现短暂的代谢亢进，这是体温调节障碍的表现，进而导致中暑。

1. 高温环境下人群的代谢特点

高温环境下机体的能量代谢，主要受环境温度、体力活动和脑力活动三者共同调控。高热条件刺激可直接通过神经系统反射而影响能量代谢。现有研究表明，人体在安静状态下受热时，能量代谢增强，产热增加，是热环境的信号刺激对机体代谢过程所发生的条件反射效应。而高温条件下又从事体力劳动的工人，由于热刺激和神经、精神紧张激发了交感神经系统的反应，在引起蓄热量增加、体温或皮肤温度升高、出汗功能和心血管系统功能紧张性增加的同时，也使得能量代谢剧增。此时机体会通过体温升高、汗液蒸发等反应来促使体表散发大量的热量。

2. 高温环境下人群的营养需求

高温可以引发体内蛋白质代谢加快，另外大量出汗也导致了氨态氮等营养物质的流失，这也加速了机体对蛋白质的需求。汗液中除了蛋白质、氨基酸之外，另一主要成分是水，此外还含有钠、钾、钙、镁等多种矿质元素和维生素等营养成分，所以汗液的分泌增加了机体对这些营养素的需要。

（1）产能营养素　高温环境下，中等强度以上的作业（训练）人员，蛋白质的推荐摄入量可稍高于常温下的普通人群，通常蛋白质的摄入量可占总能量的13%；碳水化合物与机体蛋白质代谢密切相关，建议高温作业条件下碳水化合物的推荐摄入量不应低于总能量的58%。由于高温作业人员食欲普遍降低，喜吃清淡而厌吃油腻食物，因此建议其膳食脂肪摄入量应占总能量的18%左右，不应超过30%。

当环境温度在30~40℃时，应适当补充能量。专家建议环境温度超过30℃时，每增加1℃，能量应在《中国居民膳食营养素参考摄入量（2023版）》推荐的基础上增加0.5%。

（2）水分需求 高温作业工人8h工作时间内的饮水推荐摄入量如下：中等强度劳动在中等气象条件下为3~5L，高强度劳动在高温及高辐射强度下为5L以上。

（3）矿物质 矿物质的补充应结合出汗量适时调整，热环境下钠每天的推荐摄入量为5.9~9.8g（食盐15~25g）；如果全天出汗量<3L，钠的需要量应为5.9g（食盐15g）；出汗量在3~5L时，钠需要量为5.9~7.9g（食盐15~20g）；出汗量>5L，则钠的需要量为7.9~9.8g（食盐20~25g）。钾的推荐摄入量为70~80mmol/d（2.737~3.128g）。高温作业人员钙的摄入量建议维持在800mg或稍高（1000mg）；镁的摄入量适当高于常温正常人的摄入量，应为350~400mg/d。

（4）维生素 维生素摄入量的增加也与汗液流失有关。热环境下作业的人群建议水溶性维生素，如B族维生素、维生素C等的推荐摄入量各增加10%。

3. 高温环境下人群的膳食管理

高温环境下可引起人体内水盐代谢及各种营养素代谢的改变，并导致食欲降低。为保证高温环境作业人群的健康，必须做好膳食营养的补充工作。高温环境下膳食补充的原则主要包括合理补充水盐、制订合理的膳食制度、选择合理的食物并注意进行合理的膳食搭配。

（1）合理补充水分 高温环境下水的补充以少量多次饮用为好，其优点是可保持高温作业时体内的水分，减少直肠温度的变化，避免因过量饮水而加重心、肾负担。不同气温和劳动强度下的需水量见表7-1。

表7-1 不同温度下人群需水量

气温/℃	全日需水量/（L/d）			
	轻度劳动	中度劳动	重度劳动	极重度劳动
41~45	3.6	10.5~11.4	11.4~12.5	12.3~13.6
36~40	3.5	9.2~10.1	9.8~10.9	10.5~11.9
31~35	3.4	7.9~8.8	8.2~9.4	8.8~10.1
25~30	3.3	6.3~7.5	6.3~7.8	6.7~8.3

资料来源：《中国居民膳食营养素参考摄入量（2023版）》。

（2）合理的膳食制度 高温作业对消化腺的分泌有一定抑制作用，因此为充分保证高温作业人员能量和营养素的供应，应该制订合理的膳食制度。有学者建议，高温作业人员早餐应占总能量的35%，中餐占总能量的30%，晚餐占总能量的35%，主食不宜放在工作时间内进食，而应在休息半小时后再进食，避免高温对消化系统的不良影响。

（3）合理选择食物 高温作业人员因代谢特征的改变，需要较多的矿物质、维生素、蛋白质和能量。蔬菜和水果是膳食中矿物质的主要来源，新鲜绿叶蔬菜（每100g）中含有

60mg 钠、200mg 钾、50～150mg 钙、20～30mg 镁。此外，新鲜蔬菜和水果还是多种维生素，如维生素 C、B 族维生素和叶酸等的重要来源。因此，蔬菜水果在高温作业人员的膳食中应占较大比例。

在选择饮料时，应注意其组成成分，一般首选富含矿物质的饮料，避免食用苏打水、牛乳、未稀释的果汁及咖啡等饮品。此外，高温作业人员能量摄入一般能达到推荐量标准，能量不足一般是食欲下降所致，可通过改善伙食、增进食欲来弥补能量摄入的不足。动物性食品和豆类富含优质蛋白质，但是动物性食品中的脂肪含量较高，因此在膳食中应尽量选择脂肪含量少的瘦肉、禽肉、蛋类、鱼肉等。

二、低温环境

当环境平均气温低于或等于 5℃时的工作人员，如寒冷季节的室外工作人员、极地探险与科考人员、冷冻工作从业者等，其体表温度明显降低，体内外温度变化范围较大，人体的热平衡被打破，会通过减少人体散热和增加能量代谢来维持正常的生命活动。

1. 低温环境下人体的营养特点

（1）人体内产能营养素中，碳水化合物在体内吸收快，对快速体力活动包括耐寒自主与非自主（战栗）活动产热有利。此外，蛋白质和脂肪对产能也非常有利，在我国寒冷环境下膳食供能营养素供能比例建议为：碳水化合物 45%～50%，脂肪 35%～40%，蛋白质 13%～15%。

（2）寒冷环境下，机体内水、电解质的代谢发生特殊改变。据报道，研究人员初到北极工作的 3～4 个月会出现多尿，甚至出现轻度脱水和失盐，血中锌、镁、钙、钠水平下降。故低温环境人群可适量增加食盐摄入量，尤其是以冰雪为水源的寒带地区可在饮水中添加适量矿物质，以提高耐寒能力。

（3）维生素 C 能提高严寒环境下机体的耐寒性，国内有研究报道，在寒冷环境下大量摄入维生素 C，能降低直肠温度，缓解肾上腺过度应激反应，增强机体耐寒能力。不同脂溶性维生素对于提高机体耐寒能力也起着积极的作用。在寒冷环境下，体内维生素 A 含量下降，血清维生素 D 水平下降，加之钙、磷不足，佝偻病、骨化迟缓和骨折愈合障碍等骨骼系统疾病出现较多。动物实验发现维生素 E 可提高机体耐寒力，认为维生素 E 可能通过影响冷暴露大鼠体内环核苷酸代谢，以增强机体耐寒力。同时，在相关实验中发现，维生素 C、维生素 E、锌等抗氧化营养素可协同高脂肪膳食提高人体和动物的耐寒力。

2. 低温环境下人群的膳食管理

（1）补充高脂肪膳食和抗氧化营养素　新到寒区人员或者在寒季即将到来前，可先食用高脂肪膳食，同时适当补充维生素 C、维生素 E、锌等抗氧化营养素以增强机体耐寒能力。

（2）尽量做到平衡膳食，适当增加能量摄入 在食物的数量和种类上要本着平衡膳食的原则，适当增加能量摄入，主要通过提高粮食和食用油供应量来增加能量供给。调配膳食时注意肉、蛋、鱼、豆制品及乳制品的供给，注意选择坚果类等富含蛋白质和脂肪的食品。

（3）食物多样化 解决好寒冷地区新鲜蔬菜、水果的充足供应，以保证维生素 C、胡萝卜素等维生素和钙、钾等无机盐的供应；同时应增加动物肝脏、蛋类及瘦肉的供应，以满足机体在低温条件下对维生素 A、维生素 B_1、维生素 B_2 的需要。

（4）供应热食 低温环境中的饮食要注意供应热食，不仅有利于消化吸收，也有利于减少胃病发生。寒冷地区作业人员能量需求大，每日可安排 4 餐，即早餐占一日总能量的25%，间餐15%，午餐35%，晚餐25%。

（5）其他 深入研究寒冷地区居民饮食习惯特点和食物特征，尽量减少寒冷地区食物加工储存带来的营养价值损失。

第二节 高原环境人群的营养与膳食

一般将海拔 3000m 以上的地区称为高原，我国高原地区约占全国总陆地面积的 1/6，且大部分高原地区自然资源丰富，地处边陲，位于国防前哨。因此，高原地区具有重要的经济意义和军事战略意义。

高原地区气候变化快，最典型的环境条件是低气压、低氧分压和低温，通常情况下，海拔每上升 100m 大气压约下降 993.25Pa（7.45mmHg），气温下降 0.5~0.6℃，大气压降低，氧分压低，肺泡、动脉血氧分压均相应降低，会对人体健康产生低氧危害，高原的低气温会使人体冻伤，大气干燥使人体容易产生皮肤皲裂、口唇干燥和体内脱水等症状。

一、高原环境人群的生理特点

（1）能量 高原低氧对基础代谢率的影响与海拔高度和停留时间有密切关系。研究表明，人体在海拔 2700~3858m 高原的基础代谢率与平原相似，但在海拔 4300m 以上时，基础代谢率明显增高，且经一段时间的高原习服或适应后，初入高原者的基础代谢率逐渐接近高原习居者水平。

基础代谢率受多种因素的影响，目前认为低氧是引起高原基础代谢率变化的主要原因，尚无直接证据表明与寒冷有直接的关系。人从平原初入高原时，由于心率加快、通气量增加使机体耗氧量增加，从而引起基础代谢率增加；另外，初入高原者甲状腺功能的活跃也与基础代谢率增加有关。高原环境人员能量摄入减少，但是能量消耗却增加，能量消耗平均为平原的 2.5~3 倍。

（2）血糖含量　在高原低氧条件下会影响营养物质的消化吸收，也包括影响葡萄糖的消化吸收。一般初到高原者饥饿时血糖水平有升高，这可能与交感神经系统兴奋有关。但在高原习居和长期迁居者中，血糖水平略有下降。在高原和平原分别给受试者注射葡萄糖后，高原人体血糖一直维持在一个低水平状态。

（3）蛋白质代谢　由于氮摄入量减少，蛋白质合成率下降，蛋白质和氨基酸分解代谢增强，氮排出量增多等改变，故出现不同程度的负氮平衡。缺氧初期一些氨基酸的代谢和与其代谢有关的酶的活性发生变化，如急速进入高原的初期，酪氨酸的氧化增强，与合成儿茶酚胺有关的酶活性增强，表明儿茶酚胺的转换率加快。

（4）脂肪代谢　脂肪分解增强，血脂增高，这可能是由于交感神经兴奋、儿茶酚胺和肾上腺皮质激素分泌增加所致，也可能是由于脂蛋白脂肪酶活力减弱和激素敏感性脂肪酶活动增强，脂肪分解大于合成，使脂肪储存量减少而血浆脂肪成分增高。但严重缺氧时，脂肪氧化不全，可致血、尿酮体增高。

（5）维生素　作为辅酶的构成成分，维生素参与能量代谢。缺氧时，辅酶含量下降，呼吸酶活性降低，从而阻碍有氧代谢，补充维生素后可促进有氧代谢，提高机体低氧耐受力。而高原缺氧初期食欲减退易使维生素摄入量不足，且机体对缺氧的代偿和适应反应可使维生素特别是维生素 C 的消耗量增加，所以容易发生维生素缺乏。

（6）电解质　急性缺氧时，水、电解质代谢出现紊乱，体液从细胞外进入细胞内，细胞内液增加，细胞水肿。有人认为，钾丢失和钠、水潴留是引起急性高原反应的重要因素。急速进入高原后，心电图的改变与低钾血症相似。

（7）矿物质元素　高原缺氧初期，铁的吸收率显著增加，这是骨髓生成红细胞增加，对铁的需要量增高从而促进铁吸收的缘故。高原居民血红蛋白浓度比平原居民高，此外，身体组织中锌、铁、铜、硒等微量元素含量减少。

二、高原环境人群的营养需求

高原环境人群以高碳水化合物、低脂肪、适量优质蛋白质和丰富微量营养素的膳食为宜，这种膳食尤其对初到高原者，缩短缺氧习服过程和增强缺氧习服能力，减轻高原反应有利。

（1）能量　在平原作业人员每日能量推荐摄入量的基础上增加 10%，即高原轻体力劳动为 11.70~13.79MJ（2796~3296kcal），重体力劳动为 15.91~18.39MJ（3802~4395kcal）。

（2）产能营养素　蛋白质、脂肪和碳水化合物供给能量的比例为 1∶1.1∶5。初入高原者一天蛋白质供能占一天总能量的 10%~15%，脂肪供能占 20%~25%，碳水化合物供能占 60%~70% 或提高到一天总能量的 65%~70%。

用容易消化的小分子糖（如葡萄糖、蔗糖等）代替部分多糖可以提高人的高原适应能力，减轻急性高原反应，促进高原病患者康复。习服后脂肪摄入量可提高到约 35%。注意优质蛋白质的补充，如大豆及其制品、鱼类、肉类和蛋类。

（3）微量营养素　适当补充多种维生素、矿物质制剂。建议每日摄入量为：维生素 A 1000μg，维生素 B_1 2.0～2.6mg，维生素 B_2 1.8～2.4mg，维生素 C 80～150mg，烟酸 20～25mg；钙 800mg，铁 25mg，锌 20mg。

（4）科学烹调，注意休息　高原低压条件，适当使用压力锅烹调。除了注意合理营养外，还要注意不能有剧烈活动，注意休息，及时吸氧。

第三节　矿工的营养与膳食

矿工包括凿岩工、爆破工、搬运工、支柱工等长期从事井下作业人员。矿工的采矿作业如煤矿、金属及非金属开采等的作业环境特点是不见阳光、潮湿，空气流通慢，受到噪声、振动和放射性物质的危害，空气中有大量粉尘和有害气体。因此，全面采取有效预防措施，包括营养措施，对保障矿工的身体健康，减少疾病发生具有重大意义。

一、矿工作业环境中的有害因素

（1）噪声和振动　在矿工作业环境中，通常噪声、振动是最大的危害源，可产生相似的非特异性反应，但对机体有不同影响，两者联合作用使机体受到的危害更加严重。噪声对人体的影响：噪声对人体的影响是全身性的，既可以引起听觉系统的变化，也可以对神经系统等非听觉系统产生影响，长期工作者会出现心率改变、血压升高、胃肠功能紊乱、消化液分泌减少、胃肠蠕动减慢等症状。振动对人体的影响：振动特别是局部振动可引起的神经损害和心脑血管系统出现不适，导致人体疲劳感、睡眠障碍、食欲减退、肌肉酸痛、头晕、焦虑、虚弱、窦性心动过缓、骨质疏松、脱钙、骨皮质增生等病状的出现。

（2）生产性粉尘　生产性粉尘是采矿作业中的主要有害因素。矿井内许多生产工序，如钻眼、放炮、回采、运输等，都能产生大量的粉尘。粉尘中游离二氧化硅含量越高，对机体危害越大，一般金属矿粉尘的游离二氧化硅含量高于煤尘。工人由于长期吸入含有较高游离二氧化硅的岩尘、煤尘和混合性粉尘，可相应地发生硅沉着病、煤肺和煤硅沉着病等肺尘埃沉着症，在我国以硅沉着病的危害最为严重。

（3）其他　不良的气体条件也可能对作业者的健康产生危害，如有毒气体中毒、高湿、真菌污染等。

二、矿工的营养需要

矿工因其职业性质和作业环境特殊，在劳动生产过程中经常接触到多种危害因素，因此特别需要注意补充营养，达到平衡膳食、合理营养，提高机体免疫力，增强对疾病及环境等有害因素的抵抗能力，减少和防止职业危害的作用。

（1）能量　劳动强度和持续时间是劳动过程中能量消耗的主要决定因素。矿工的能量需要一般按男性重体力劳动者计算，充足的能量是增强机体免疫力的首要因素。

（2）产能营养素　矿工所接触职业危害中，有的会增强机体蛋白质的分解代谢，或增加氮的排出量，或者某些生理活性物质的特殊合成需要酶参与，所以每日蛋白质的总需要量增加，特别是优质蛋白质。此外脂肪和碳水化合物都是重要的能量来源，可改善食物的感官性状，刺激食欲，矿工可适当提高脂肪摄入量。

（3）矿物质和水　矿工在井下高温潮湿、粉尘及有害气体等不利环境下从事大强度劳动，随着大量出汗，消耗了大量微量营养素，如不及时补充就会引起机体水盐代谢紊乱，出现食欲不振、恶心等症状，严重时可引起血液浓缩，甚至休克。因此，必须根据出汗情况，利用多种形式补充水和电解质。

（4）维生素　矿工对维生素的需要增加。维生素 A、维生素 C 对提高机体免疫功能有重要作用。矿工作业经常接触的职业危害影响到一些维生素的代谢，同时伴高温作业时大量出汗会使水溶性维生素丢失。据报道，B 族维生素、维生素 C 等对预防和治疗硅沉着病有一定效果。矿工作业人员长时间从事井下作业，日照时间少，应注意从膳食中供给一定量维生素 A 和维生素 D。

三、矿工的膳食管理

（1）保证能量充足　矿工劳动强度大，消耗能量多，每日三餐需要补充大量能量。所以总的三餐要求主食品种齐全，粗细搭配，花样调剂；副食中，动、植物蛋白质要充分供应，如各种肉类、蛋类、鱼类、乳类、猪血及豆类（包括豆制品），实现蛋白质互补，人体必需氨基酸达到平衡。增加矿工食欲，提高食物摄入量，对增强肌肉力量有重要作用。

（2）注意补充维生素　矿工维生素 D 和维生素 A 容易缺乏，在平时配餐中要特别注意维生素 D 和维生意 A 的充足供应，这对强化钙质含量、增强皮肤的抵抗力、保护视力都有重要意义。所以，平时要注意提供富含维生素 A 和维生素 D 的食物，如胡萝卜、菠菜、动物肝脏、瘦肉、牛乳、水产品和蛋类等。此外还需要配给足量的富含维生素 C、B 族维生素和各种矿物质的蔬菜水果，如番茄、青椒、白菜、油菜、鲜枣、甜瓜、桃、山楂等。基础供应量应该是绿叶菜，在 500g 左右。

（3）保证充足的汤水　矿工作业人员需保证充足的饮料和绿豆汤、菜汤、肉汤等，这样在保证水分的摄入条件下，微量营养素也不至于缺乏。

矿工摄入优质蛋白质，充足的能量，对提高其免疫力很重要，膳食管理上要格外精心，保证舒适可口，促进食欲，确保矿工摄取足够的能量和营养素。

矿工一日三餐的食物搭配举例：

早餐馒头或面包、米粥在 200g 以上，猪肉 100g，鸡蛋 1 个，植物油 10g，蔬菜 150g 及少量咸菜；

午餐一般是工间餐，可提供面包、肉菜大包 300g 以上，牛乳 500g，适量火腿肠，苹果 1~2 个；

晚餐为馒头或米饭 200g，鸡蛋 1 个，猪肉 100g，蔬菜 250g，植物油适量。

第四节　航空人员的营养与膳食

航空飞行是一种复杂而又紧张的劳动，飞行员工作空间为狭小的座舱，随飞机进行运动轨迹多变的飞行，并经受噪声、震动、加速度、低气压、温度骤变甚至电离辐射的影响，处于精神高度紧张状态。特别是战时飞行频繁，生活及工作规律被打乱。这些特点对航空人员的营养状况和体质均有特殊要求。随着我们民用航空事业的发展，飞行员与空乘人员在时差、气压、生活作息规律改变以及恶劣气象条件等不利因素条件下产生健康方面的影响，满足人体在飞行条件下营养的需要可促进航空人员对周围环境的适应能力，保证健康，提高工作效率。

一、飞行环境对航空人员的生理影响

（1）低氧影响消化和能耗　由于大气压力随高度而下降，高空飞行时大气低氧分压使人体内肺泡中氧分压和动脉血氧饱和度均下降，人会出现缺氧症状，即使机舱密闭、补充供氧条件下，高空飞行加速和减速条件下仍可能使人出现瞬时缺氧。这主要影响消化系统的调节机制，往往引起急性消化不良，如食欲不振、恶心甚至呕吐。

低氧条件下，飞行人员能耗增加。最初由于呼吸、循环系统的代谢作用，基础代谢率较地面高。随着机体对缺氧的适应，基础代谢率也恢复正常。因此在缺氧初期空乘服务人员氧的消耗量可增加 10%~40%。在高空作高速飞行时，航空人员经常处于紧张状态，大脑皮质的兴奋扩散到皮层下中枢，肌肉紧张度和若干脏器活动增强，可致氧消耗量增加，航空人员能量消耗也有所增加。

（2）变化的加速度引起器官功能障碍　飞行器的速度经常变化，加速度能使人体位置发生剧烈改变，组织器官移位变形，血液流向下身或头部，可以引起周边视力丧失或中心视力丧失，甚至晕厥，内脏移位或下垂。

加速度可引起骨骼肌反射性紧张和心血管代偿反应，使能量代谢增加。振动、飞行时环境温度的急剧变化等可使能量代谢增高，例如，温度在低于18℃时，代谢开始增加，温度越低，代谢增加越明显；环境温度超过30℃时，随温度的升高，能量代谢也有所增高。

（3）噪声和振动引起代谢紊乱　飞行中发动机噪声和振动对人的消化系统均有一定影响。噪声的强弱和振动的频率可能会诱发消化道出现功能障碍，表现为食欲减退、嗳气、胃灼热、阵发性上腹部疼痛。跨越4个时区以上时还会引起人的昼夜环境和生理节律紊乱，影响工作能力和睡眠，反复发生能造成过度疲劳。

二、航空人员的营养需求

（1）能量　飞行活动中许多因素都会影响航空人员的能量代谢，能量需求高于同水平的陆地工作人员。航空人员在低氧环境下基础代谢率增高，飞行中的振动和温度变化等也会影响能量代谢。低温环境下基础代谢率开始上升；高温环境下则随温度增长能量消耗增加。加速度变化亦会通过引起骨骼肌反射性紧张及神经系统的代谢来提高能量消耗，因此必须保持足够的能量供应。

（2）产能营养素　随着飞行器高度的上升，人体急性缺氧，此时内分泌系统迅速反应，糖原分解加速，血糖升高。长时间缺氧时由于体内糖原过度消耗未能及时补充，血糖含量下降，飞行员在飞行中发生低血糖是非常危险的，所以飞行人员的在起飞前需供应高碳水化合物，但碳水化合物的适宜摄入量应该占总能量的60%~65%，不宜过高。

急性缺氧时负氮平衡的发生不仅与食欲减退和胃肠功能障碍有关，还与应激反应时蛋白质分解增加有关。慢性缺氧适应过程中，红细胞和血红蛋白增加，蛋白质合成代谢等加强，出现正氮平衡。机体对缺氧适应后，氮平衡不再发生改变。因而飞行过程中缺氧对蛋白质代谢总体影响不大，但可使某些氨基酸代谢过程发生明显障碍，如在低压舱上升到5000~8000m高度停留60~80min时，可观察到中间代谢产物组胺等的聚积。缺氧还可刺激心脏、大脑蛋白质合成代谢增加，而肝、脾、十二指肠等蛋白质合成趋于减少。加速度对蛋白质代谢也有影响，脑、肺蛋白质代谢有所增强。

低氧飞行可使体内脂肪代谢过程受到一定影响。在低压舱内位于6000m高度保持飞行3h，血和尿中酮体含量升高，而且此时由于糖消耗过多，致使氧化脂肪所需的能量相对不足，脂肪代谢不全；或者肝糖原储量不足，引起脂肪或蛋白质分解代谢增强。故调整膳食或供给高糖膳食或给予大量葡萄糖时，对酮体有明显拮抗作用。航空人员在飞行中途的胆汁分泌减少，脂肪消化受影响，对脂肪需求略有减少。

（3）维生素　由于飞行劳动条件的特殊性，飞行负荷可引起体内维生素代谢的改变，酶的活力也发生变化。在缺氧条件下补充一定量的维生素可提高人体内酶的活力，加强组织活性能力和对氧的利用率，改善机体生理功能和提高飞行耐力。所以必须供给满足生理功能所需的各种维生素，并应保证有充足的储备，以抵御各种不良因素的影响和提高飞行工作的能力。

（4）矿物质　总体上飞行环境对人体矿物质平衡影响不大。但长时间停留在高空飞行时，血液中钾离子含量增高，可造成血和尿中钠含量减少。在严重缺氧的情况下，血钙显著增加。磷在缺氧和精神紧张情况下消耗量增加，可在长时的飞行餐中适时调节矿物质供应。

三、航空人员的膳食原则

（1）航空人员的膳食营养素要合理搭配，保持膳食平衡。在航空飞行期间，为了减轻飞行环境因素对机体消化吸收的影响，膳食配制时要注意保证高糖、低脂、适量蛋白质、丰富维生素，例如：每日包括粮食550g、植物油60g、豆制品100g、肉类475g（其中猪肉125g、牛/羊肉50g、禽肉125g、内脏50g、鱼125g）、鸡蛋125g、海米15g、牛乳250g、白糖80g、蔬菜750g、水果300g、巧克力15g、菌类15g。在夜航中须用高碳水化合物、富含维生素的膳食，以增进弱光觉，缩短暗适应的时间。保证维生素 A 的供给，富含维生素 A 的食物有鸡蛋、乳制品、动物肝脏、深色蔬菜等。同时夜航期间应注意与视网膜的光化学变化有关的维生素 B_1、维生素 B_3 等的供给。

（2）合理的膳食安排　根据人体胃排空的时间、消化能力，结合生理和劳动特点的需要，把全天的食物按适当的餐次、合理的时间间隔进行安排，航空人员一天安排以 3~4 餐为宜。航空人员进餐应定时定量，饭后应有 1~2h 的休息时间或间隙时间再起飞。如果为上午飞行，飞行前一餐为早餐，应在起飞前 1~1.5h 开饭。下午飞行，由于午餐食物丰富，应在飞行前 2h 开饭。白天飞行超过 4~5h 以上，机场应供应间餐。间餐的食品应量少质精，易于消化。夜间飞行时，除调整进餐时间外，一般应给予夜餐，但食品中的蛋白质含量不宜过高。禁止空腹或饱餐后立即飞行，飞行前禁食啤酒、汽水等含气饮料。

第五节　航天员的营养与膳食

载人航天器的飞行环境为无大气压的真空状态，而且各种天体辐射和高温都要求航天器内提供有充足的氧气、合适的压力、适宜的温湿度，此外，在密闭环境里提供营养适宜的膳食对于航天员至关重要。航天环境因素对机体生理作用的改变导致人体对膳食营养需求的特殊性，只有保证了合理营养原则和营养膳食才能保证人类在航天环境中更好地完成任务。

航天作业环境包括航天器发射和返回时所遇到的振动、噪声和超重影响，在轨道运行又遇到失重的情况，还有昼夜节律改变以及各种天体辐射和航天器内的密闭环境条件下的微环境等。这些环境因素对航天员的生理代谢和心理均会造成前所未有的影响，特别是失重和超重因素，对于整个进化过程都是在地球重力场中进行的人类来说，为了适应太空环境，机体必然会发生一系列生理、生化改变，也必将影响到机体在航天微环境中的营养代谢过程。

一、航天员的生理特点

人类在太空生活只有很少的经验，对返回航天员的身体状态调查和地面模拟训练员的检测表明，航天环境条件下，机体的内环境和运动、循环系统都会发生明显的变化，主要变化如下。

1. 人体内环境的改变

在地球重力场中，人的血液流向身体的下部。进入失重环境后，因缺乏重力使得血液和体液反向流动，人头部会有浮肿，5d 左右的失重训练后的受试者血液容量可减少 10%，体水总量可减少 2%~3%。查表明，太空返回航天员的血容量减少，虽然可以短期内恢复到离开时的水平，但红细胞数量增加较慢，宇航员在失重环境下处于贫血状态，这与太空飞行环境中血红素形成减少有关。

2. 肌肉萎缩、运动病出现

在机体失重条件下，人体部分抗重力肌感知不到重力，失去张力，5d 左右就开始出现功能下降。失重时间越长，肌肉萎缩越明显，表现为肌肉蛋白分解加速，控制精细运动的能力减弱。飞行时进行身体运动与锻炼，可以增加肌肉强度，减缓肌肉萎缩的进度。

3. 骨质丢失、肾结石风险加大

骨质丢失是航天飞行最严重的健康问题之一。在太空失重环境中，承重骨的骨钙和骨质随时间进行性丢失，骨密度下降。骨质丢失造成骨质疏松，使骨强度下降，增加了航天员返回地面后发生骨折的风险。骨钙丢失使血浆钙浓度升高，钙的主动吸收降低，尿钙排出增加。高尿钙使尿钙处于不断增加的过饱和状态，增加了肾结石形成的风险。

4. 体重减轻

太空飞行条件下，绝大多数航天员都发生体重减轻现象。体重丢失的程度与飞行时间和进食量有一定联系，也有学者认为航天员体重减轻主要是因为失重导致的利尿和出汗的影响。一般而言，几天的短期航天，体重丢失是以水分丢失为主，更长时间的飞行则主要与失重条件下肌肉的失用性萎缩、骨质丢失和体脂肪消耗有关。

5. 空间运动病

空间运动病属于航天适应综合征的范畴。空间运动病的症状与地面的运动病相似，包括恶心、呕吐、食欲下降、头痛、不适、嗜睡、萎靡不振、苍白和虚汗等。航天期间约 2/3 的航天员受到空间运动病的影响，表现从轻度的不适到呕吐，大多数人表现轻微。推测其原因是在失重条件下，来自视觉和前庭的输入信号发生冲突，引起了定向障碍。

空间运动病的发生率很高，但通常在 24~48h 内缓解，因此，对较长期飞行的航天员影响不大，但对短期飞行的航天员而言，则是一个严重问题。剧烈恶心呕吐不仅不能正常进食，而且可能导致水电解质紊乱，以致影响飞行任务的完成。在发射前适量减少进食，可减轻症状。

6. 肠道微生态紊乱

机体胃肠道内生存着许多微生物，这些微生物的种属构成、相对数量处于相对稳定的微生态平衡状态。胃肠道微生态平衡和稳定是机体保持健康和最佳状态的基本前提之一。失重条件下胃肠道的功能会发生变化，从而影响机体的营养状况。体液转移、液体摄入减少和可能的运动病，会降低胃肠道的运动性。虽然飞行期间食物通过胃肠道的时间尚未进行系统研究，但是 10d 头低位卧床实验显示，与对照期相比较，卧床期显著延长食物由口至盲肠的通过时间。俄罗斯研究发现，航天期间胃肠道内的细菌数量增多，肠道菌群发生改变，这种变化即所谓的肠道微生态紊乱，对航天员的健康构成潜在威胁。机体胃肠道微生态的平衡与稳定受多种体内外因素的影响。业已发现，航天特殊环境因素以及神经和情绪紧张在航天员自身胃肠道微生态紊乱的形成与发展中具有重要影响。理论和实验都证实，保持机体胃肠道微生态平衡对维护航天员的健康十分重要。

二、航天员的营养需求

1. 能量

航天期间的能量消耗速度与飞行时间有一定关系。一般来说，随着飞行时间延长，能量消耗和能量摄入量逐渐增加。根据美国、俄罗斯载人航天观测的资料，执行短期航天任务，体重 70kg 左右的男航天员在飞行舱内生活，每日的能量消耗不超过 10.45MJ（2500kcal），相当于地面成年男子轻体力劳动的能量消耗水平。我国短期航天口粮的每日能量供给量为 11.70MJ（2800kcal）。中长期航天飞行时，为了延缓和减轻肌肉萎缩和骨质丢失，通常在飞行日程中都安排有体格锻炼。有规律的体育活动可以增强航天员的食欲和提高能量摄入量。据观察，每天锻炼 1~2h，体重 70kg 的男性航天员预期的能量需要量为 12.54MJ（3000kcal）/d。

2. 产能营养素

航天环境中提供高质量的蛋白质食品是必须的，膳食能量中应至少有 10% 是来自蛋白质，但不宜超过总能量的15%，蛋白质摄入增加会加重肾脏负担，导致钙流失加速。蛋白质的来源中，动物性食物与植物性食物的比例以接近60：40（其中动物性蛋白质不能低于50%）为宜。美国、俄罗斯航天食品中蛋白质占食物总能量的比例为15%~20%，我国航天食品为12%~15%，这与我国国民适应以碳水化合物为主的膳食构成有关。

在供给机体相等能量的前提下，不论按食物的体积还是质量计都是使用脂肪最实用，在航天食品的体积和质量都有严格限制的情况下，理应增加脂肪的使用量，美国、俄罗斯载人航天初期都曾使用过脂肪含量占总能量40%的航天口粮。高脂膳食的缺点是长期进食脂肪占总能量>40%的膳食可能会导致慢性健康问题，如心血管疾病、高血压和胆囊疾病。由于航天飞行初期脂肪所致胃排空时间延长，可能加重空间运动病的症状，从而降低高空飞行的习服能力。因此，膳食脂肪以占总能量的30%为宜。

碳水化合物容易消化吸收，代谢耗氧量少，其代谢终产物是二氧化碳和水，不需要额外的水帮助排泄，对机体水平衡的影响小，在航天饮水供应受限制的情况下有利。碳水化合物摄入量至少占总能量的50%，我国航天口粮碳水化合物摄入量占一天总能量的52%~55%，并应该由含复杂碳水化合物的食物提供。简单糖类的摄入在总碳水化合物构成中应低于10%，膳食纤维的摄入量为10~15g/d。

3. 水和矿物质

在太空中，人体对水的需要量受舱内微气候、重力环境、体力活动、饮食和生理功能等相关因素的影响。研究发现，航天飞行和地面模拟实验均改变机体水电解质代谢，降低循环血容量，导致液体和电解质丢失，这可能在着陆期间引发不良后果，因此，航天飞行时不允许发生脱水现象。此外，为了降低肾结石的发病率，也应摄入足量水。

飞行员钠的摄入量一般为3000~5000mg/d，人体调查发现，尿钠排出量与尿钙排出量呈正相关。航天时骨周转率加快，钙丢失增加，尿液浓缩，增加了尿草酸钙结石形成的风险。因此，航天期间膳食钠的RDA上限值为3500mg/d。由于航天食品都是用盐调味，航天员的钠摄入量常高于上限值，航天营养工作者正在研制不用钠盐调味的航天食品。

钾代谢较钠更复杂，航天时发生的钾丢失与失用性肌肉萎缩和膳食摄入不足有关。血钾升高提示钾自身稳定发生改变，即使将肌肉损失释出的钾考虑在内，航天员摄入2000~3000mg/d也可能偏低，应使航天员的膳食钾摄入量增加到3500mg/d的水平。

航天食品应当提供推荐摄入量水平的锌、硒和碘，以及安全和适宜水平的铜、镁、氟和铁。因为航天飞行时机体红细胞生成作用下降，血清铁蛋白浓度升高，故应禁止补铁，铁的最高摄入量10mg/d。

4. 维生素

航天飞行对人体维生素代谢的影响还不是很清楚。在航天时代的早期，美国对宇航员采用了与地面人群同样的推荐摄入量，而俄罗斯科学家认为补充多种维生素有助于提高机体对多种有害环境因素的抵抗力，所以航天员通常在航天飞行任务中补充多种维生素。尽管至今仍没有令人信服的资料表明机体在失重环境中对 B 族维生素的需要量发生改变，但结合长期飞行的航天员容易出现情绪波动的实际情况，各国均提出应当完全满足航天员对 B 族维生素的需要量，同时由于辐射暴露可能引起损失以及进食量的不足，航天员应每天补充与 RDA 相当的 B 族维生素。

另外，由于航天员在飞行前和飞行期间机体处于高应激状态，故较长期执行飞行任务的航天员应该摄入足够的维生素 C，维生素 C 推荐摄入量为 100mg/d。并且在高能量摄入与高强度训练中，机体对多种维生素的需要量增加，需强化维生素 K 和维生素 D 的供应以保证骨钙的储留和代谢。

三、航天员的营养保障

航天员营养保障的首要目的是满足其营养需要。航天期间能量、蛋白质和其他营养素的需要量正在依据地面研究和失重暴露对人体生理功能影响的知识加以确定。基于航天失重环境对人体营养素需要量的影响，要优先考虑对维持航天时骨骼肌肉功能和完整性最重要的营养素。同时，通过改变飞行前膳食摄入减少对失重适应的过渡时间；改变飞行后的膳食以加快损失组织或营养素储备的恢复。美国对所有执行航天任务的航天员都按正常人群 RNI 的 125% 左右加以供给，见表 7-2。

表 7-2 航天员营养素每日推荐摄入量

营养素	推荐值	营养素	推荐值
能量	按 WHO（中度活动水平）计算	生物素	100μg
蛋白质	占总能耗的 12%～15%	泛酸	50mg
碳水化合物	占总能耗的 50%	钙	1000～1200mg
脂肪	占总能耗的 30%～35%	磷	1000～1200mg
液体	每兆焦（MJ）能耗 238～357mL	镁	男性 350mg，女性 280mg
膳食纤维	19～25g	钠	3500mg
维生素 A	1000REA	钾	3500mg
维生素 D	10mg	铁	10mg
维生素 E	200mg 生育酚当量	铜	15～30mg
维生素 K	男性 80mg，女性 65mg	锌	20～50mg
维生素 C	100mg		

注：本表所列的推荐值由美国两个营养顾问委员会向 NASA 提出。

资料来源：Lane, H. W., Smith, S. M., Rice, B. L., etal. Nutrition in space＝lessons from the past applied to the future. Am. J. Clin. Nutr., 1994, 60（Suppl）：801s。

在借鉴美国、俄罗斯航天员膳食营养素供给量的基础上，结合我国国民的身体素质和饮食结构特点，初步确定了我国航天员膳食营养素供给量。

虽然很多微量营养素可以用维生素和矿物质补充剂供给，但食物应该是主要来源，只有在绝对必要时才考虑使用补充剂。摄取天然食物还可以提供心理上的好处，这在长期航天任务中是很重要的。如果条件允许应尽可能多地为航天员提供新鲜水果和蔬菜并鼓励尽可能多地摄入低脂乳类食物。

我国科研人员根据航天食品研制和航天医学研究工作的需要，在美国和俄罗斯的有关资料的基础上，从航天因素对机体能量和物质代谢的影响、航天员的饮食习惯、航天食品的组成和加工特点出发，并根据地面模拟环境进行的初步人体实验研究结果，对我国航天员在正常飞行（无出舱活动计划）条件下的 RDA 提出了建议，见表 7-3。

表 7-3　航天员的 RDA

能量	10.87~11.70MJ（2600~2800kcal）
蛋白质	90~100g（占总能量 14%~16%），动物蛋白质不少于 50g
脂肪	90g（占总能量 29%~32%）
碳水化合物	330~400g（占总能量 52%~57%）
矿物质	
钙	不少于 800mg
磷	不超于 1600mg
钾	3~5g
钠	5g
氯	7g
镁	300~500mg
铁	15mg
维生素	
维生素 A	1800~2000mg 视黄醇当量
维生素 D	10mg
维生素 E	100mg
维生素 K	10mg
维生素 B_1	2~3mg
维生素 B_2	2~3mg
维生素 B_{12}	10mg
烟酸	20~30mg
维生素 C	150~300mg
泛酸	20mg
叶酸	1~2mg
水（包括脱水食物复水用水）	2500mL

已有确凿证据表明，合理营养在维持航天员航天期间和返回地面后的健康状态中发挥了多种重要作用，包括营养素维持健康的基本功能和进餐时相互交流的心理学益处。膳食所提供的能量与营养素是机体生存的物质基础，航天时机体发生的生理和生化改变与膳食营养关系密切。应对营养素和失重生理学的相互关系进行详细研究，在此基础上制定合理的航天员膳食营养素供给量标准，以最大限度地发挥营养在保障航天员健康中的作用。

第六节　航海人员的营养与膳食

随着海运、海洋开发的发展以及军事需要，航海运行与潜水作业日益受到重视，这些航海工作都是在特殊的环境条件下进行，对人体的新陈代谢会产生一定影响，对营养需求和膳食管理也都提出了新的要求。航海人员的膳食营养的科学管理，将对保持其良好工作能力具有重要作用。

在航海和潜水作业中，环境条件复杂多变，主要表现为风浪或潮涌引起的不规则运动。这些运动会导致人体经历上下向的升降和纵横向的摇摆，同时伴随着噪声、振动、密闭空间内的空气质量问题以及可能的高温等挑战。所有这些因素均对人体生理活动产生显著影响。

一、航海条件对人体生理代谢的影响

（1）能量代谢　舰船或轮船上由于活动场地小，航海时活动量较陆地减少，使航海人员能量消耗量减少；但由于航海时多种环境因素如高温、寒冷、小剂量电离辐射、振动以及精神紧张等的影响，可使航海人员的能量消耗量增加。研究表明，水面舰艇人员在舰艇上测定的基础代谢值比在码头上高 5%~9%，而且年龄大者增加更多。研究人员认为这是由于在舰艇上肌肉及精神紧张引起的。航海时的摇摆、噪声、振动、密闭环境以及休息不好等因素，不仅导致食欲下降，还可能因晕船、呕吐等使营养素摄入量进一步减少，最终导致体重下降。

高温、振动和摇摆、小剂量电离辐射和精神紧张都会引起蛋白质代谢增强，氮排出量增加，蛋白质消耗增多，所以蛋白质需要量相应增加。研究表明，人的前庭器官受刺激后，血中尿素成分明显增多，血中游离氨基酸也增加，主要是非必需氨基酸增加，如参与转氨过程的天冬酰胺、谷氨酰胺、谷氨酸及丙氨酸等。有运动病综合征者总氮排出量、尿素、氨等指标变化更为明显。

一般说来摇摆及高温环境使人厌恶脂肪，故脂肪摄入量明显减少。对长期航海者脂质

代谢影响的研究表明，21~28岁的海员在长期航海后血清胆固醇明显增加，α-脂蛋白含量下降，β-脂蛋白含量增加，总脂含量无明显变化。

对弹道导弹舰队官兵的调查研究表明，有5次以上潜艇航行经历的潜艇员中大约有55%的人有某种糖代谢缺陷，这可能与运动量减少有关。

（2）运动感觉器官功能障碍　人体随风浪或潮涌的作用而发生不规则的振动，会对机体产生各种刺激。人体平衡器官受刺激时，可出现恶心、食欲不振等一系列自主神经反应的症状，俗称晕船，严重时可出现面色苍白、冷汗、呕吐等症状，呕吐剧烈者可出现水电解质代谢紊乱及低血糖症，长期的水上生活可产生视觉、听觉等感官障碍而导致运动病的发生。这些运动病的症状因人而异，如经过训练者可以适应或症状较轻。

（3）神经和听力系统受损　轮机的噪声和振动可以通过听觉器官被人体感知，随后经由听神经传递至大脑。在这个过程中，信号通过脑干网状结构时会发生泛化，并最终投射到大脑皮质的相关区域，同时作用于下丘脑的自主神经中枢。这种刺激可以引发一系列神经系统反应，表现为头痛、头晕、心悸、睡眠障碍和全身乏力等症状。此外，长期暴露于这种环境下还可能导致记忆力减退和情绪不稳定（如易激怒等）。

（4）新陈代谢系统受到影响　为了提高舰艇在海上的续航能力，现已出现了核动力舰艇，核动力虽可使舰艇航力增加，但也带来了一系列核放射防护的问题。在建造时核动力舰艇都有完备的防护设备，将核辐射剂量控制在不致引起辐射损伤的范围内。而与常规动力舰艇比较，人体仍受到小剂量电离辐射作用。在长期电离辐射作用下，人体内蛋白质、维生素等物质代谢受到影响，振动所致空腔脏器的共振易导致腺体分泌和酶活性减弱，产生胃肠道疾患。

此外，一些工作岗位还可受到微波、磁场等影响，这些环境条件也会影响到机体的营养素代谢。随着现代化仪器设备及武器装备的使用，长期注意力高度集中也会使人出现疲劳、食欲不振等症状。

二、航海人员的营养需求

特殊航海条件可影响舰员的食欲及对能量、营养素的需要，舰船人员膳食营养素供给量标准《军人营养素供给量》（GJB 823B—2016）是为保证舰船人员正常生理功能和身体健康而提出的，它是评价舰船部队膳食质量的标准，是营养工作者为舰船部队配制膳食的指导，也是海运部门和军需部门制定给养标准的科学依据。我国海军舰船人员的营养素的供应量应根据《军人营养素供给量》（GJB 823B—2016）和《军人食物定量》（GJB 826B—2010）标准，结合环境特点，搞好不同条件下的营养保障，以保持舰员体力，增强部队战斗力。

1. 能量需求

随着舰船设备机械化、自动化程度的提高，舰船人员的能量消耗逐渐下降，能量供给量也在下降。各国舰船人员能量供给量在 12.55~16.73MJ（3000~4000kcal）/d，而如果在极地航行时能量供给量相应的增加为 18.83MJ（4500kcal）/d。

我国国内对远洋船员营养状况的调查表明，平均能量摄入量为 12.3MJ（2940kcal）/d 时可以满足能量的需要。我国目前的军用标准（GJB 823B—2016）规定水面舰艇和潜艇艇员的供给量都是 13.8~15.1MJ（3298~3609kcal）/d，核潜艇艇员为 14.6~15.1MJ（3489~3609kcal）/d。

2. 产能营养素

我国的军用标准（GJB 823B—2016）规定，水面舰艇员的蛋白质供给量为 110g/d，潜艇员、核潜艇员均为 120g/d，高于国家民用标准。依照《中国居民膳食指南（2022）》推荐，三大营养素供能比为：蛋白质 12%~15%，脂肪 20%~30%，碳水化合物 55%~68%。

3. 维生素与矿物质

由于航海环境中多种因素的影响，维生素消耗增加，因此应注意供给充足的维生素，特别在低纬度区域航行或长期航行中要增加水溶性维生素的供给量。

体液中维生素含量下降、维生素供给不足可增加对晕船的概率，补充含吡哆醇的维生素制剂可作为预防前庭功能紊乱的措施。补充含维生素 D 及维生素 B_1 的制剂，对防治晕船也有良好效果。各种维生素供给量参考我国现行的军用标准（GJB 823B—2016），海军人每日膳食能量和营养素供给量见表 7-4。

表 7-4　海军人每日膳食能量和营养素供给量

营养素	水面舰艇员	潜艇员	核潜艇员
能量/kJ （kcal）	13.8~15.1 3300~3600	13.8~15.1 3300~3600	14.6~15.5 3500~3600
蛋白质/mg	130	110	120
钠/mg	3400	3400	3400
钾/mg	3000	3000	3000
镁/mg	410	410	410
钙/mg	800	800	800
磷/mg	1000	1000	1000
铁/mg	15	15	15
锌/mg	20	20	20
硒/μg	60	60	60

续表

营养素	水面舰艇员	潜艇员	核潜艇员
碘/μg	150	150	150
维生素 A/μgRAE	1000	1500	1800
维生素 D/μg	10	15	15
维生素 E/mg	30	30	30
维生素 B_1/mg	3.0	2.5	3.0
维生素 B_2/mg	2.0	2.0	2.5
烟酸/mgNE	25	20	20
维生素 B_6/mg	3	2	3
维生素 C/mg	150	150	150

注：能量为男性军人每日膳食能量供给量，女性军人每日膳食能量供给量按男性军人同级劳动强度的 80%~90% 计算。

资料来源：《军人营养素供给量》（GJB 823B—2016）。

合适的矿物质供给量可缓解长时间航行的船员的代谢紊乱，根据多国调查结果，在噪声条件下持续工作 7h，人体红细胞镁含量减少 1.5%，钠减少 6.3%，而血清镁含量增加 2.4%，尿镁排出量增加 15%，此外，钠离子代谢与血钙离子代谢也会发生瞬时异常，故镁、钠等矿物质供给量应得到保障。

三、航海人员的膳食推荐

（1）合理选择食品　在长期航海旅行中，保持良好体质是营养保障的重要任务。在航海条件下蛋白质需要量增加，要保证优质蛋白质占总能量来源的 15%~18%，碳水化合物的适宜摄入量应该占总能量的 60%~70%，脂肪摄入量占 10%~15%。应根据船员营养需要及舰船食品储存条件选择食品，选择各类食物的占比应合理，主要包括新鲜食物、干燥食品、动物性食品、罐头食品。

新鲜食物营养保持最好，但是水分含量多，不易保存和携带，一般供航行早期使用。耐贮藏的蔬菜和水果如卷心菜、胡萝卜、马铃薯、洋葱、苹果和坚果类食物在冷藏库中可保存 1~2 个月。为保证微量维生素和矿物质的供应，可以补充营养强化剂。

干燥食品已除去大部分水分，体积小、耐储存，适合携带，如主食中的谷类、饼干、面包干、挂面以及干菜、干果、干豆、干藻类和干水产品等。我国的干菜特别是冻干菜，种类多、营养丰富，此外还有冷冻食品如肉、鱼、虾、禽、蛋等动物性食品，速冻蔬菜，豆类和熟的速冻食品，都比较受船员的喜爱。

罐装食品因耐储存、食用方便、无需冷藏等优点，一直是船舶航行时使用的主要食品。在风浪较大或因故障无法烹调时，还可作为应急食品使用。除新鲜食物外，其余的三类食品因都经过加工处理，不需洗涤、刀切等预处理即可烹调，方便快捷，节约用水，很适合航海时使用。

（2）应及时补水 船员尤其是潜艇工作人员的工作环境机器产热较多，加之船舱密闭，所以一般温度较高，船员出汗量大，所以要注意补水。补水量应不低于出汗量的80%，以少量多次补充较好。选择饮料时，应避免含糖量高，或由香精、色素及甜味剂等加水制成的饮料。可选用矿泉水、果汁等天然饮料。我国夏季的传统饮料，如茶水、绿豆汤、酸梅汤等具有解暑、生津止渴等功效，很受欢迎。

（3）增加汤水，保护食欲 高温环境中工作的船员的食欲往往因热和渴受到较大影响，导致营养素和能量摄入不足。为此，应注意保护食欲，随时调整食谱。除烹饪色、香、味俱佳的可口膳食外，进餐的场所应有空调、风扇等降温设备，或先给一些低温（10℃）的饮料以减轻炎热的感觉。

凉稀饭、绿豆稀饭、凉拌面等都是较受欢迎的主食。瘦猪肉、禽肉、鱼、虾、蛋等荤食及叶菜类、豆制品也都较受欢迎。这些荤、素食品既可供给优质蛋白质，又提供矿物质和维生素。应避免脂肪含量高的油腻菜肴，以免食欲下降。每餐应供应汤，以补充水分、盐类及其他营养素。

（4）极地航海和跨时区航海的人员 要注意能量供给量较温带地区多10%~15%，维生素和矿物质的供给量也要比规定（表7-4）中的相应增加。

第七节　运动员的营养与膳食

膳食营养与运动员的竞技能力和健康状况息息相关。竞技体育运动训练对运动员体能和生理负荷要求极高，人体经常处于生理应激状态，并可达到生理的极限负荷。

合理营养有利于代谢过程的顺利进行和器官功能的调节，对运动员功能状态、体力适应、运动后的恢复和伤病防治都具有良好作用。合理营养与科学训练相结合，有利于运动竞技能力的提高，相反，营养不平衡会削弱由于科学训练带来的效益，不但降低运动竞技能力，还会影响运动后的体力恢复和健康水平。因此，合理营养是保证运动员良好健康状态和运动能力的基础，在进行全面科学的运动训练时，必须考虑运动员合理营养问题。

一、不同运动项目运动员的营养需要

运动员在进行不同的运动项目训练时，对机体的生理功能和营养素代谢产生不同影响，因此营养需要也有所不同。

1. 耐力项目运动员的营养需求

耐力项目在运动时的主要特点是运动强度大，运动时间长，运动中无间歇，以有氧代谢供能为主，包括马拉松、长跑、长距离自行车、长距离游泳和滑雪等项目。运动员总能量消耗比较大，运动的早期阶段以碳水化合物有氧氧化供能为主，随后以脂肪动员、脂肪酸有氧氧化供能为主，因此脂肪是耐力运动的良好能量来源。

（1）碳水化合物　在长时间耐力运动（如马拉松训练）中，碳水化合物的需求量可以提高到总能量摄入的60%~70%。应特别注意在运动前、中、后适量补糖。对于长时间耐力运动或在12小时空腹、比赛前不进食的情况下，肝糖原可能会耗尽，导致糖原耗竭和血糖水平下降，这会显著影响运动能力，尤其是耐力表现。因此，维持充足的糖原储备对运动耐力至关重要，而这一储备量直接受外源性糖或膳食中糖补充量的影响。

（2）脂肪　与体内碳水化合物相比，脂肪在人体内的储存量很大，是运动肌肉的主要能量来源，特别是长时间高强度耐力运动项目的良好能量来源。研究表明，经过高强度训练的马拉松运动员对脂肪氧化分解的能力高，体脂百分比低，脂肪细胞直径小，最大摄氧量高。耐力项目运动员膳食脂肪可略高于其他项目运动员，占总能量的30%~35%。

（3）蛋白质　与碳水化合物和脂肪相比，蛋白质在运动中供能的比例较小。在体内糖原储备充足的情况下，蛋白质供能仅占总能量的5%左右；通常运动情况下，占6%~7%；在体内糖原储备耗竭时，可上升至10%~15%。

（4）水分　由于运动而引起体内水分和电解质（特别是钠离子）丢失过多称为运动性脱水，运动强度是影响出汗量的主要因素，运动员的出汗量与运动强度成正比，一次高强度大运动量的训练可丢失汗液2~7L。运动员在马拉松比赛中的出汗量可达5L，如果运动员体重为70kg，则失水量约为体重的7%。

有效地恢复运动中丢失的体液，即身体复水（rehydration）。复水应包括液体的总量和电解质两部分，因为体液的平衡与补液量、液体中的电解质量（主要指钠盐和钾盐）和含糖量有关，只喝纯水不能有效地复水，如饮用不含电解质的饮料可使血浆渗透压下降，导致饮水动机减弱和刺激排尿。运动饮料中应含有中等略偏高浓度的钠盐，同时有少量钾盐，补充钾盐有助于细胞内水分储留，促进复水。

所以及时补充液体是预防运动性脱水的关键，根据运动员的个人情况和运动的特点，在运动前、中、后补充液体，使机体水分和电解质达到平衡，有利于维持机体内环境稳定和提高运动能力。通过提高对脱水的耐受性也可预防运动性脱水。

（5）矿物质　耐力项目运动员尤其是女耐力运动员在集训或比赛期间应注意铁和钙的补

充。运动训练，加快铁代谢，影响铁吸收，铁排出增多，这些都增加了运动员对铁的需要量。

女运动员体内的铁储备量低，容易发生缺铁性贫血，运动量超负荷时，雌激素水平减少可能会形成运动性骨质疏松。当运动员的铁营养处于缺乏状况或已发生缺铁性贫血，补充铁剂对改善铁营养状况、提高运动能力的效果非常显著。

为改善运动员营养水平，应加强铁和钙的营养意识和早期检测。增加铁的摄入，应增加动物性食物铁（血红素铁）的摄入，如瘦肉、猪肝；为促进铁的吸收，还应增加维生素 C（如橘汁）的摄入量。如果膳食中肉很少或没有肉，多摄入富含铁的食物，如水果干、熟豆、深绿色蔬菜、全麦食物和铁强化食品。乳和乳制品是钙的良好来源，不仅含钙丰富，而且容易吸收，但有些运动员由于对乳糖不耐受，不食用牛乳和乳制品。此外，海产品、豆及豆制品、绿叶蔬菜、带小骨头的罐头鱼、钙强化食品（如活性钙乳）、干果、杏干、软化的鱼刺等都含有较多的钙。如果补钙，应首选碳酸钙。

（6）维生素　通常认为运动员摄取平衡膳食（即充足的能量和多样化的膳食）可以满足各种营养素的生理需要量。一般情况下，采用平衡膳食的运动员在摄入能量充足时，中、小强度运动训练不会引起维生素缺乏的情况，耐力项目运动由于总能量消耗大，食物中的 B 族维生素和维生素 C 的供给量应随能量的增加而相应提高。缺乏维生素可导致运动能力下降，改善维生素缺乏或不足状态，可以提高运动能力。

2. 力量项目运动员的营养需求

力量运动项目的特点是运动中有较大的力量和速度，单位时间内能量消耗大，运动有间歇，但运动强度大、缺氧、氧债大，如举重、投掷、摔跤、短跑、有阻力的骑车、短距离游泳、划船、冰球、足球、橄榄球等项目。运动员的体重较大，运动中要求力量大并在短时间内爆发力量，需要神经肌肉高度协调和良好的心理状态。

（1）能量　无氧代谢供能是力量项目运动的主要能量来源。运动中的能源物质在大部分情况下是混合性的。根据运动强度、类型及缺氧程度的不同，以一种能源物质供应为主。力量项目运动中最直接、最迅速的能量来源是三磷酸腺苷（ATP），大强度运动时的主要能源物质是 ATP。力量项目由于运动强度大，推荐力量型运动员在紧张训练期间一日能量摄入量应为 14.64~23.01MJ（3500~5500kcal）。膳食应提供充足的能量，其中以蛋白质占总能量的 15%~16%，碳水化合物占 58%~60%，脂肪占 25%~26%为宜。

（2）高蛋白质饮食　可有效增加肌肉组织，力量训练因使肌肉组织增加而需要略微增加蛋白质摄入量。控制体重项目的运动员，如部分举重和摔跤运动员，需适当选择蛋白质营养素密度高的食物以满足需要。我国建议力量项目运动员的蛋白质适宜摄入量为 1.4~1.8g/kg 体重，其中优质蛋白质占 1/3，膳食应提供丰富的蛋白质。实际上，这些项目运动员往往过度重视蛋白质的营养。事实已证明，在进行渐进性的力量训练前提下，适宜的蛋白质营养支持可以增加肌肉含量，但过量摄入蛋白质或氨基酸会引起一系列副作用，如肝和肾的肥大和容易疲劳等。

（3）其他营养素 有的特殊类型的运动员，如按体重级别参加比赛（举重和摔跤）的运动员，有时需要通过短时间内限制能量摄入（饥饿或部分饥饿）、减少液体的摄入和脱水（如穿橡皮衣、蒸汽浴等）等措施减轻体重，一般在 3~4d 内可减轻体重 3~4kg，此时流失的营养素主要为水，高碳水化合物的补充有利于维持失水情况下的无氧运动能力，应注意补充高碳水化合物饮食（碳水化合物占总能量的 70%）。此外，这类运动员减重期的食物中应富含钾、钠、维生素和矿物质并增加蔬菜和水果摄入量，比赛后及时补充液体食物及饮料有利于脱水后心血管功能的重建。

3. 灵敏技巧项目运动员的营养需求

灵敏技巧项目运动的特点是以非周期性运动为主，动作复杂多变，神经活动紧张，并在协调、速率和技巧性方面要求较高，包括体操、击剑、跳水、跳高、乒乓球、花样滑冰等项目。为完成复杂的高难度动作，常需要控制体重和体脂水平，运动员常采取控制饮食的措施来控制体重，因此，这一类型运动员的膳食能量摄入较低。

4. 球类（集体）项目运动员的营养需求

球类项目多数是集体或团体协作项目，包括篮球、排球、足球、橄榄球、曲棍球、冰球、手球等，这些项目需要进行不同类型的运动，要求运动员具备耐力、力量、速度、灵敏、技巧等多方面素质，具有高强度、运动多、运动强度多变（例如，足球运动中，运动员可以是静止站立或冲刺跑）、能量转换率高、间歇性、运动持续的总时间长等特点。集体项目运动员的运动强度因动力、体能和战略战术不同，个体差异很大。

（1）能量 球类项目由于运动强度多变，总运动持续时间长，能量来源是混合性的。由于总运动量大，能量消耗很大，我国篮球、足球和排球运动员推荐的能量适宜摄入量平均是（251 ± 20.9）$kJ/(kg \cdot d)$〔（60 ± 5）$kcal/(kg \cdot d)$〕。由于运动中跑跑停停的间歇性质，运动能力不仅在运动后期因肌糖原耗损受影响，而且在训练和赛中经过一段高强度运动后，因磷酸肌酸消耗影响 ATP 再合成速度，可发生疲劳。

（2）碳水化合物 球类项目或集体协作项目运动员的膳食营养重点是高碳水化合物（含有适量主食，淀粉量高的糕点、蔬菜、水果和饮料），注重运动前、中、后补糖，在剧烈运动前 3~4h 采用高碳水化合物饮食；为了加速糖原储备的恢复，应在运动结束后尽快补充 50g 糖，以后每隔 1~2h 重复补充，直至下一餐，恢复期的 24h 内，补糖总量应达到 10g/kg 体重，并采用高血糖生成指数食物。

（3）脂肪 多数团队集体项目运动员的脂肪氧化量较高。一些对间歇性运动和高强度运动恢复的研究提示，脂肪很大程度上在高强度运动后氧化。高强度运动休息期，脂肪氧化的主要来源可能是肌肉甘油三酯。运动员摄入的动物性食物较多，使脂肪摄入增加，应注意采用低脂肪食物。

（4）蛋白质 一般情况下，蛋白质的摄入水平应为 1.2~2.0g/kg 体重。高强度力量训练期无须补充蛋白质制剂。

建议膳食中三大能源物质供应为碳水化合物占总能量60%（55%~65%）、蛋白质占12%~15%、脂肪占20%~25%。

（5）水分　研究发现，脱水是间歇性运动引起疲劳和运动能力下降的主要原因，一场比赛可失水2L左右。在长时间训练或比赛前，应每隔20min补充配方科学的运动饮料150mL。

（6）其他营养素　运动员进行高原训练或赛季前，应注意补充含铁丰富的食物，如瘦肉、猪肝、干果、坚果类、草莓、豆荚类等食物。摄入平衡膳食情况下，不需要额外补充维生素，但在高原训练时，可适量补充维生素E；热环境训练时，适量补充B族维生素和维生素C。

二、中国运动员膳食营养素适宜摄入量（AI）

推荐的中国运动员膳食营养素适宜摄入量见表7-5。

表7-5　推荐的中国运动员膳食营养素适宜摄入量

营养素	A 类项目	B 类项目	C 类项目	D 类项目	E 类项目
能量/kcal	2000~2800 （2400）	2200~3200 （2700）	2700~4200 （3500）	3700~4700 （4200）	4700 及以上 （4700）
蛋白质/g*	75~105 （90）	83~120 （101）	101~158 （131）	139~176 （158）	176 及以上 （176）
脂肪/g*	56~78 （67）	61~89 （75）	75~117 （97）	103~131 （117）	131 及以上 （131）
碳水化合物/g*	300~420 （360）	330~480 （405）	405~630 （525）	555~705 （630）	705 及以上 （705）
维生素 A/mgREA	1500	1500	1500	1500	1500
维生素 B_1/mg	3~5	3~5	3~5	3~5	3~5
维生素 B_2/mg	2.0~2.5	2.0~2.5	2.0~2.5	2.0~2.5	2.0~2.5
维生素 C/mg	140	140	140	140	140
烟酸/mg	20~30	20~30	20~30	20~30	20~30
维生素 E/mg	30	30	30	30	30
维生素 D/mg	10.0~12.5	10.0~12.5	10.0~12.5	10.0~12.5	10.0~12.5
钾（K）/mg	3000~4000	3000~4000	3000~4000	3000~4000	3000~4000

续表

营养素	A 类项目	B 类项目	C 类项目	D 类项目	E 类项目
钠（Na）/mg	<5000	<5000	<5000	<5000	<5000
钙（Ca）/mg	1000~1500	1000~1500	1000~1500	1000~1500	1000~1500
铁（Fe）/mg	20~25	20~25	20~25	20~25	20~25
锌（Zn）/mg	20~25	20~25	20~25	20~25	20~25
硒（Se）/ng	100~150	100~150	100~150	100~150	100~150

注：* 为三类产能营养素，括号内容表示推荐摄入量（RNI）。A 类项目：棋牌类；B 类项目：跳水，射击（女），射箭（女），体操（女），艺术体操，蹦床，垒球；C 类项目：体操（男），武术散手（女），武术套路，乒乓球，羽毛球，短跑（女），跳远（女），跳高，举重（75kg 以下），网球，手球，花样游泳，击剑，射箭（男），速度滑冰，花样滑冰（女），柔道（女），赛艇（女），皮划艇（女），跆拳道（女）；D 类项目：花样滑冰（男），中长跑，短跑（男），跳远（男），竞走，登山，射击（男），球类（篮球、排球、足球、冰球、水球、棒球、曲棍球），游泳（短距离），高山滑雪，赛艇（男），皮划艇（男），自行车（场地），摩托车，柔道（男），拳击，跆拳道（男），投掷（女），沙滩排球（女），现代五项，武术散手（男），越野滑雪，举重（75kg 以上），马拉松，摔跤（女）；E 类项目：游泳（长距离），摔跤（男），公路自行车，橄榄球，投掷（男），沙滩排球（男），铁人三项。

1. 比赛前的饮食营养原则和措施

（1）保持适宜体重和体脂　运动员在赛前均需要不同程度地减少运动量，饮食中的能量供给应随着运动量的变化而减少。如果运动量减少而能量摄入量不相应减少，会使体脂和体重增加，多余的体脂和体重将限制耐力、速度和力量的发挥。赛前的饮食应使运动员获得最佳竞赛能力的体重和体脂水平。

（2）减少蛋白质和脂肪摄入　蛋白质和脂肪的代谢产物呈酸性，会使体液偏酸，促使疲劳提前发生，故赛前要注意减少膳食脂肪，保持平衡膳食。赛前切忌大量补充氨基酸，否则会使血氨浓度增加，消耗丙酮酸，影响有氧代谢，降低运动能力。

（3）增加碱储备和抗氧化成分　多吃蔬菜、水果，注意从富含各种维生素的食物中摄取所需要的维生素，纠正维生素缺乏，以增加体内碱储备和抗氧化成分，提高体内超氧化物歧化酶（SOD）、谷胱甘肽过氧化物酶（GSH-Px）和过氧化氢酶（CAT）等酶活力。进食适量的瘦肉类食物（以合成谷胱甘肽合成酶），必要时可在医生指导下应用碳酸氢钠、维生素或微量元素制剂。

（4）运动前补糖和糖原　负荷运动前补糖可以增加体内肌糖原、肝糖原储备和血糖的来源，有利于提高运动能力，延长肌糖原耗竭的时间（即耐久力）。耐力项目可在大运动量前数日内增加膳食中碳水化合物至总能量的 60%~70%（或 10g/kg），也可采用改良的糖原负荷技术（glycogen loading），即在赛前一周内逐渐减少运动量直至赛前一天休息，同时逐渐增加膳食中的含糖量至总能量的 70%。

（5）食物选择　赛前1d的饮食应是运动员喜爱的食物，宜用清淡、易消化、新鲜卫生的食材，防止胃肠炎的发生。避免高脂肪、干豆、含纤维多的粗杂粮、韭菜等容易产气或延缓胃肠排空时间的食物，少用或不用辛辣和过甜的食物，以减少食物对胃肠道的刺激。

2. 比赛当日赛前一餐的饮食营养原则和措施

赛前一餐应在比赛开始2~3h以前完成，赛前无论进食固体食物或液体食物太多或太早，都可能会产生胃肠满感，影响运动成绩。

（1）一般比赛项目可在比赛开始2h以前进餐，而大量和剧烈比赛项目可在比赛开始3h以前进餐。赛前一餐食物要体积小，质量轻，根据不同项目特点提供2.09~4.18MJ（500~1000kcal）能量。比赛当日不宜进食不熟悉的食物或改变已习惯的饮食，进食新食物有可能发生过敏、胃肠道不耐受。

（2）大量出汗的比赛项目及在高温环境下比赛时，应在赛前补液500~700mL。赛前一般不宜服用咖啡或浓茶，以免产生利尿作用。赛前不可服用含酒精的饮料，因为酒精会延缓反应时间且能产生乳酸盐而影响细微的协调能力。

（3）耐力项目比赛前应进行补糖。为避免胰岛素效应，补糖时间应在赛前15~30min内进行，目前国外不强调赛前补糖的时间。补糖种类以含低聚果糖和果糖的运动饮料为好，因为低聚糖甜度小、口感好，释放能量相对较慢，渗透压约为葡萄糖的1/4，因此，可通过补充低聚糖使运动员获得较多的糖。补糖量应控制在50g/h，或1g/kg体重左右，但机体对低聚糖的吸收率个体差异很大，建议在赛前要试用。赛前1~4h可补糖1~5g/kg体重。注意赛前1h补糖时宜采用液态糖。

3. 比赛中的饮食营养原则和措施

（1）补液　运动员在剧烈的比赛中大量出汗使体液处于相对高渗状态。赛中饮料应是低渗，即含糖和含盐量低的饮料。比赛中每隔15~30min补液100~300mL，或每跑2~3km补液100~200mL，每小时补液量以不超过800mL为宜。比赛中的饮料应以补水为主，15%的低聚糖饮料在比赛中效果良好。饮料中应含有少量钠盐，一般为18~25mmol/L。

（2）补糖　运动中补糖可提高血糖水平、节约肌糖原、保持耐力。可以采取运动中每隔30~60min补充含糖饮料或容易吸收的含糖食物，补糖量一般不大于60g/h。采取饮用含糖饮料的方法，少量多次饮用；也可以在运动中摄入易消化的含糖食物如面包、蛋糕、巧克力等。

4. 比赛后的饮食营养原则和措施

（1）饮食　赛后饮食应是高碳水化合物、低脂肪、适量蛋白质和容易消化的食物。为促进关键酶浓度的恢复，应补充电解质、维生素、微量元素和碱性食物；为加速抗氧化酶的恢复，可补充具有抗氧化性质的天然食物，如大量蔬菜水果，或具有抗氧化性质的植物化学物。

（2）补液　为促进赛后的恢复，补液（采用含电解质的运动饮料）极其重要。液体的补充量，应满足体重恢复到赛前的水平。

（3）补糖　运动后补糖可以补充肌糖原，减轻疲劳程度，有利于体力恢复。开始补糖的时间越早越好，因为运动后 6h 以内，肌肉中糖原合成酶含量高，尤以大强度、大运动量运动后的即刻糖原合成酶活性最高，补糖效果最佳。故理想的补糖时间是在运动后即刻，以后每隔 1~2h 连续补糖，补糖种类可选用高血糖生成指数的食物，补糖量为 0.75~1.0g/kg 体重，24h 内补糖总量达到 9~16g/kg 体重。

第八节　脑力劳动者的营养与膳食

随着经济和社会分工的发展，产业自动化、信息全球化的趋势日趋明显，劳动者的脑力工作含量也日益增多，从事脑力劳动的人群数量越来越多，所谓脑力劳动是指以脑力消耗为主要方式的从业者，如企事业单位的管理者、工程师、经济分析师、教师、设计师以及艺术工作者等，还有许多难于严格区分的体力劳动与脑力劳动，如技术要求很高的技术工人，或者从事野外勘查的科技人员等。脑力劳动者的营养保障已越来越受到人们的关注。

一、脑力劳动者的工作特点

（1）职业性紧张　脑力劳动者工作时心理压力较大，注意力高度集中易引起心理和生理的紧张，在工作中大脑皮质高度活跃，且常连续作战，工作时间长。这种情况下，脑神经细胞的兴奋与抑制过程容易失去平衡造成部分功能紊乱，因此，容易引发神经衰弱，工作效率低或者注意力不容易集中和记忆力减退、失眠、头痛等多种神经衰弱的继发症状，另外长期的快节奏，高度紧张生活还容易引发胃肠道功能紊乱或器质性病变，如消化不良、神经性肠胃炎、腹泻、胃肠道自主神经功能紊乱等病症。

（2）用眼时间长　脑力劳动者一般都是较长时间用眼读书或看资料，因此眼睛的屈光系统（如睫状肌）处于高度紧张和超负荷状态，容易造成视觉疲劳，或出现视力方面的病症，如视力下降或者近视眼。睫状肌长期处于紧张收缩状态，不注意正常休息和调节，容易引发青光眼、玻璃体混浊甚至剥落等病症。

（3）久坐少动　脑力劳动者一般会保持固定强迫姿势重复一些简单的机械动作如读资料、用电脑等，久坐少动的条件下，极易诱发颈椎病、腕关节和手指、肩关节等的无菌性腱鞘炎或者腰肌劳损、回肠下静脉及直肠静脉丛等回流不畅诱发痔疮等症。

（4）不良的生活习惯　相当多的中青年脑力劳动者饮食不规律、睡眠不足、缺少运动，长期处于紧张疲劳焦虑状态。大量证据表明，长期伏案工作和过度紧张，不仅会引起"办公室综合征"等亚健康状态，而且是肥胖、心脑血管疾病、糖尿病等慢性非传染性疾病的重要危险因素。

二、脑力劳动者的营养需求

脑力劳动者的工作特点决定了他们日常应注意补充脑组织活动需要的能源、构成大脑和神经系统的组成成分和消耗多的营养成分等。

（1）能量　调查表明，脑力劳动者日常消耗的能量完全可以从食物中获得，需要注意的是能源供应和能量消耗间的平衡。

（2）产能营养素　脑力劳动者在记忆、分析和思考的过程中需要消耗大量的蛋白质，同时脑组织在代谢中也需要大量的蛋白质来进行组织更新。膳食中提供优质、充足的蛋白质是保证大脑皮质处于较好生理功能状态的重要前提。

①蛋白质：蛋白质是组成脑细胞的主要成分，脑神经的各种冲动和抑制过程主要是由蛋白质等物质触发，脑组织中含量较多的氨基酸是天冬氨酸、谷氨酸、谷氨酰胺、N-乙酰天冬氨酸与γ-氨基丁酸等。谷氨酸脱羧基可生成γ-氨基丁酸，γ-氨基丁酸对中枢神经活动有抑制作用，在维持神经活动的兴奋和抑制的平衡中起着重要作用。另外有些氨基酸经代谢转变可合成一些神经递质，如酪氨酸和色氨酸可分别转变生成肾上腺素和5-羟色胺等。神经递质类的活性肽如内啡肽也是氨基酸构成的。

②碳水化合物：碳水化合物代谢的单体产物葡萄糖，是膳食中提供脑组织活动的唯一能源，因此大脑对血糖极为敏感，如果发生低血糖，脑细胞耗氧量下降，可使人感到疲倦、打呵欠、反应迟钝，重者可能昏倒。

③脂类：脂类是脑组成中不可缺少的营养物质，脑皮质脂类可占脑干重的50%以上，这些脂类基本属于类脂，包括甘油磷脂、神经磷脂、糖脂和胆固醇等，此外还存在有少量不饱和脂肪酸，包括亚油酸、亚麻酸、花生四烯酸等，在脑的发育过程中起着极为重要的作用，脑组织中脂类的功能并不像传统的脂类营养素的供能作用，而是组成人脑皮质的主要成分，所以适时补充脑磷脂和磷脂酰胆碱或者不饱和脂肪酸可使人精力充沛，工作和学习效率提高。

（3）矿物质　矿物质元素中磷、钙、锌、铁元素都是脑力劳动者所必需的营养素。磷是组成大脑皮层磷脂的成分之一，可参与神经细胞和神经信号传导的生理活动，也是细胞内能量代谢的能荷ATP的必不可少成分；钙是细胞内第二信使，在调节神经递质的产生和传递中起重要作用；锌、铁是人体必需的微量元素，与脑发育密切相关。已有研究表明，这几种营养素对脑的记忆力和注意力具有促进作用，缺铁和缺锌使儿童注意力分散、智商低，营养不良的儿童补充锌后，可改善其神经精神行为。

（4）维生素　维生素B_1、维生素B_2、叶酸和维生素C以及部分脂溶性维生素（维生素

A、维生素 D、维生素 E）都可直接或间接地对神经系统的代谢产生影响。人体和动物实验研究表明，水溶性维生素（如维生素 B_1、维生素 B_2、维生素 B_5、叶酸等）严重不足时，会使生长发育期儿童神经细胞受损，成人记忆力减退，补充水溶性 B 族维生素后，可使细胞活动恢复到正常水平。另外专注力和视力的训练中，都需要适当增加 B 族维生素、维生素 C 及维生素 A 的量。

三、脑力劳动者的膳食管理

科学研究发现，人类大脑组织质量占人体质量的 2% 左右，脑力活动所消耗的能量占人体消耗能量的 20% 左右，所以说大脑活动的能量一定要保证供给，人脑所利用的能源只有从血液中的葡萄糖（血糖）氧化获得，所以人脑对血糖含量极为敏感，当血糖浓度低时，脑的耗氧量随之降低，轻者会头晕眼花，反应迟缓，重者可以昏迷、晕倒，所以脑力劳动者日常生活中虽然体能消耗较少，但一定要保证合理的碳水化合物供应。在平衡膳食的基础上，还要防止能量过剩和脂肪的积累，注意优质蛋白质、不饱和脂肪酸、矿物质与维生素的及时补充。

（1）平衡膳食　脑力劳动者以神经和大脑活动为主，保证能量供应的同时，要注意适当增加优质蛋白质的摄入，优质蛋白质的供应是保证大脑皮质处于较好生理功能状态的基础。膳食安排上，以碳水化合物食品摄入量占总能量的 55%~65%，蛋白质占总能量的 12%~15%，脂类占 20%~25% 为宜。

（2）食物搭配要多样化　碳水化合物以杂粮粥、糙米、红薯等富含膳食纤维的食品为主，蛋白质类食物注意选用优质蛋白质，如大豆、乳、蛋或鱼、瘦牛羊肉、虾肉等，最好每日能搭配蛋白质类食品 3 种以上以实现蛋白质的互补，富含不饱和脂肪酸的食品对脑神经细胞的功能具有重要影响，所以应多补充各种坚果类食品，包括花生、核桃仁、松子、葵花籽、芝麻等，橄榄油，动物性食品，如蛋黄、鱼籽、深海鱼油等。食物供应方式要多样化，避免单一。

（3）多吃蔬菜和水果　每天至少要有 500g 左右的新鲜蔬菜或 200g 左右的水果摄入，保证矿物质元素和维生素的供应，这对于脑力劳动者的高强度用脑特别重要。保证富含维生素 A、B 族维生素的蔬菜、水果的摄入，对提高视力、保证碳水化合物代谢有益。

思考题

1. 高、低温环境下人群的营养需求主要有哪些？
2. 请简述脑力劳动者营养需求，举例说明其膳食原则有哪些。

⚙ 知识拓展

《疾病预防控制机构食品安全和营养健康工作细则》

国家卫生健康委在 2014 年版《疾病预防控制机构食品安全工作规范》和《卫生计生综合监督执法机构食品安全工作规范》的基础上，根据相关法律法规和规章制度，结合新形势新任务新需要，组织专门力量研究制定了《疾病预防控制机构食品安全和营养健康工作细则》（以下简称《细则》）。

《细则》共十一章五十四条内容。提出了制定依据和省、市、县三级疾病预防控制机构食品安全和营养健康的工作内容和范围。包括食品污染与有害因素监测及风险评估、食源性疾病监测报告与食品安全事故流行病学调查、食品安全标准技术管理、国民营养计划和合理膳食行动、营养监测评估及食品安全与营养健康科普宣教和健康促进工作、实验室能力建设与管理、保障措施和附则，关于疾病预防控制机构应有的必要保障措施，提出建立顺畅有效工作衔接机制等要求。

第八章
营养性疾病人群的膳食管理

学习目标

1. 了解营养不良人群、营养过剩人群及代谢紊乱人群的常见营养学原因及膳食建议。
2. 掌握乳糖不耐受人群及常见特殊代谢情况人群的推荐膳食。

思政阅读 8

国民营养事关国民素质和经济社会发展。随着我国人民生活水平不断提高，营养供给能力显著增强，国民营养健康状况明显改善。但仍面临居民营养不足与过剩并存、营养相关疾病多发、营养健康生活方式尚未普及等问题，成为影响国民健康的重要因素。

思政阅读 8

为贯彻落实《"健康中国 2030"规划纲要》，提高国民营养健康水平，国务院办公厅制定了《国民营养计划（2017-2030 年)》，强调要以人民健康为中心，以普及营养健康知识、优化营养健康服务、完善营养健康制度、建设营养健康环境、发展营养健康产业为重点，关注国民生命全周期、健康全过程的营养健康，将营养融入所有健康政策，提高国民营养健康水平。

《国民营养计划（2017-2030 年)》请扫码阅读。

第一节　营养不良人群

营养不良症通常都是由于营养素摄入量少，或者是胃肠吸收功能不好以及某些疾病造成的营养素缺乏。如果婴幼儿期营养不良，可引发运动功能迟缓、智力低下、免疫力差等疾病。

一、蛋白质-热量营养不良症

蛋白质-热量营养不良症是因食物供应不足或疾病因素引起的一种营养缺乏病，常见于一些慢性消耗性疾病，使得能量-蛋白质消耗增加，吸收不良，从而影响生长发育。临床上表现为消瘦和恶性营养不良综合征。

消瘦是长期在膳食中缺乏热量、蛋白质以及其他营养素的结果，或患者对食物的消化、吸收和利用有障碍所引起，主要是蛋白质代谢异常和摄入不足。婴幼儿体重不增是蛋白质-热量营养不良的早期表现，身高并无影响，随着营养失调日久加重，体重逐渐下降，患儿主要表现为消瘦，皮下脂肪逐渐减少以至消失，皮肤干燥、苍白、逐渐失去弹性，头发干枯，外观老人状等。此型以能量缺乏为主，兼有蛋白质缺乏，成人则表现为进行性消瘦，皮下脂肪减少，消瘦部位依次为腹部→躯干→臀部→四肢→面颊，严重的可出现全身水肿及各器官功能紊乱。

恶性营养不良表现为膳食中蛋白质缺乏突出，而热能供应基本充足，婴幼儿可有精神萎靡、食欲差、体温偏低等表现，成人可有重要脏器功能损害，如心功能下降等，同时表现为营养不良性水肿。

大多数患者是介于消瘦与恶性营养不良之间，轻型的慢性蛋白质-热量营养不良症常被忽视，严重影响着婴幼儿的生长发育、免疫功能，易患病又不易康复，严重的蛋白质-热量营养不良症可直接造成婴幼儿死亡。

1. 病因

严重蛋白质缺乏和（或）严重能量摄入不足是引起此病的主要原因，主要为以下几种：

（1）摄入不足　饥荒、战争或经济落后造成食品匮乏或短缺造成摄入能量不平衡。常见于营养知识欠缺或宗教习惯等因素导致的偏食、挑食等不良习惯使得营养摄入不足或不均衡的人群，例如挑食、神经性厌食和上消化道梗阻等疾病病人。

（2）消化吸收不良　伴发于其他疾病的顽固而长期的呕吐、腹泻及消化吸收障碍人群，如消化系统解剖或功能上的异常，迁延性腹泻、肠炎等。

（3）机体需要增加而供给不足　多见于婴幼儿、妊娠及哺乳期妇女，如低出生体重儿、早产儿及双胎、多胎儿等，机体代谢功能发育不成熟或者低下，若喂养不当则导致蛋白质营养不良的发生。另外，许多疾病如先天性心脏病、消化道炎症、恶性肿瘤、遗传代谢性疾病等人群，在抑制食欲的同时，也增加了机体能量与蛋白质消耗，若补充不足也可发生蛋白质-热量营养不良症。

2. 预防与膳食建议

蛋白质-能量缺乏病人常常并非死于饥饿，而是死于水、电解质紊乱，故及时纠正水、电解质紊乱极为重要。用常规方法判断失水很困难，应仔细观察有无口唇及舌干燥、血压降低、肢体末端厥冷和尿量减少。在临床上治疗原则为补充营养和纠正水、电解质平衡失调。营养治疗应缓慢进行，所进食蛋白质从每天 0.8g/kg 开始，逐步增加至每天 1.5~2.0g/kg，其中 1/3 应为动物蛋白质。若病人能摄食，鼓励口服，应少食多餐，进食易消化的半流质。应控制钠量。若病人不能口服，则经胃管或经静脉给予营养治疗。液体补充应保证病人有足够尿量，儿童每 24h 至少应排尿 200mL，成人至少应排尿 500mL。贫血者应予小量多次输血。

为预防蛋白质-热能营养缺乏，最主要的措施是因地制宜地供给高蛋白质、高能量的食物，以乳粉、牛乳或乳制品为最好，配方合理的豆制代乳粉等效果也较好。对于婴幼儿，要大力提倡母乳喂养；对母乳不足或不宜母乳喂养者应及时给予指导，采用混合喂养或人工喂养并及时添加辅助食品；培养正确进食习惯；小学生早餐要吃饱，午餐应保证供给足够的能量和蛋白质，纠正偏食、挑食、吃零食的不良进食习惯。

值得注意的，在纠正不良习惯，治疗蛋白-热量营养缺乏症过程中蛋白质、能量的供给量应逐渐增加，辅之以脾胃功能的调理以助消化道正常生理功能的恢复，防止消化功能紊乱。对于患有乳糖不耐症的蛋白质-热能营养缺乏病儿童来说，应选用发酵乳制品或其他代用品补充合适的蛋白质膳食。

二、维生素缺乏症

维生素是人和动物为维持正常的生理功能所必需的一类微量有机物质，在人体生长、代谢、发育过程中发挥着重要的作用。大多数维生素必须从食物中获得，仅少数可在体内合成或由肠道细菌产生。维生素缺乏，多数是由于摄入食物不足、不良的饮食习惯和继发性疾病等引起的。下面将介绍几种常见的维生素缺乏症及膳食预防建议。

1. 维生素 A 缺乏病

维生素 A 缺乏可引起夜盲症及干眼症，夜盲是维生素 A 缺乏的初始症状，也是经治疗最容易恢复的症状。维生素 A 缺乏至今仍然威胁着发展中国家人民的身体健康。

（1）病症与表现　维生素 A 作用于人体的视觉感受器，缺乏时人便很难适应由明到暗的光线变化，在暗环境中视物能力极差甚至消失，这种暗适应能力差的表现俗称"夜盲"，临床称为夜盲症。夜盲是维生素 A 缺乏的初始症状，也是经治疗最容易恢复的症状。

维生素 A 是人体上皮组织正常合成的必需物质。上皮组织中含有黏液分泌细胞，当维生素 A 缺乏时，黏液细胞不能正常分化而生成硬质的角蛋白细胞，表面上皮就会因角质化而变硬变干，出现角膜干燥、感染等的一系列眼部症状，即干眼症，严重时可致盲。此外，还伴有皮肤干燥变粗和脱屑、呼吸系统感染、生长发育缓慢、骨骼发育停止、生殖机能退化等症状。干眼症治疗的难易程度取决于病程的长短，一旦发现需要及时就医治疗。

（2）预防与膳食建议　最为有效的预防方法是保证食物中有丰富的维生素 A 或胡萝卜素（即维生素 A 原，可在体内转化成维生素 A）。

维生素 A 良好的来源是各种动物的肝脏，鱼肝油、鱼卵、全脂乳、奶油、禽蛋等。植物性食物中含 β-胡萝卜素较多的有胡萝卜、菠菜、苜蓿、豌豆苗、红心红薯、番茄、油菜、韭菜、苋菜等绿色蔬菜和水果。

2. 脚气病

维生素 B_1（硫胺素）缺乏病又称脚气病，是常见的营养素缺乏病之一。若以神经系统表现为主，称干性脚气病；以心力衰竭表现为主，则称湿性脚气病。前者表现为上升性对称性周围神经炎，感觉和运动障碍，肌力下降，部分病例发生足垂症及趾垂症，行走时呈跨阈步态等。后者表现为软弱、疲劳、心悸、气急等。

（1）病症与表现　成人患病时，首先出现疲倦、乏力、头痛、失眠、食欲不振及其他胃肠道症状，继续发展可有以下不同：①干性脚气病，主要症状为多发性神经炎，表现为肢端麻痹或功能障碍；②湿性脚气病，主要症状是由心力衰竭而引起的水肿；③急性混合型脚气病，既有神经炎，又有心力衰竭。

泌乳期女性患脚气病时，所分泌的乳汁中也缺乏维生素 B_1，可导致婴儿患脚气病，严重时甚至造成婴儿死亡。

碾磨谷类，特别是碾磨精度过高时，可使其中维生素 B_1 损失达 80% 以上。煮粥、煮豆或蒸馒头时，若加入过量的碱，也可造成维生素 B_1 的大量损失。长期食用精白米和精白面及其制品，又不注意补充其他杂粮和多种副食品时，也可造成维生素 B_1 缺乏，引起脚气病。

（2）预防与膳食建议　为了防止脚气病的发生，通常应多食粗粮及其制品，以及其他每 100g 含维生素 B_1 的食品，如豆类与豆制品、蛋制品，以及肉与肉制品，其中每 100g 天然食品中维生素 B_1 含量以猪肉最高为 0.5~1.2mg。谷粒的糊粉层与胚芽中含有丰富的 B 族维生素，是维生素 B_1 的良好来源。

如何既能保持食品良好的感官性状，又能最大限度地保留其营养成分，一直是营养和食品加工不断研究的问题。除在工艺上改进加工方法减少维生素 B_1 的损失外，还可用食用经营养强化后的食品。

在维生素 B_1 缺乏时，需少喝咖啡、少喝酒，它们对维生素 B_1 的吸收有阻碍作用。

3. 糙皮病

（1）病症与表现　这种病是由于膳食中缺乏烟酸所致，临床以皮炎、舌炎、肠炎、精神异常及周围神经炎为特征的疾病。本病常伴有三个典型症状：腹泻（diarrhea）、皮炎（dermatitis）与痴呆（dementia），通常称为"三 D"症。发病前，往往出现食欲不振、消化不良、头痛、失眠等前驱症状。

（2）预防与膳食建议　糙皮病多流行于以玉米为主食的地区，原因是玉米中的烟酸为结合型，不能被人体吸收利用，游离型烟酸才能被人体利用。此外玉米中色氨酸含量也很少，色氨酸在体内可以转变成烟酸。

为预防糙皮病，应合理调配膳食。豆类、大米和小麦及其制品含有丰富的烟酸及色氨酸，而且大部分为游离型，可为人体所利用。

4. 坏血病

坏血病是由于人体缺乏维生素 C 所引起的疾病。长期摄入不足或腹泻、呕吐等情况，都可造成维生素 C 缺乏，使胶原蛋白不能正常合成导致细胞联结障碍，使毛细血管的脆性增加，表现为牙龈和黏膜出血，严重还会引起皮下、肌肉和关节出血并形成血肿，医学上称为坏血病。坏血病也可见于喂养不当的婴幼儿，出血症状比成人严重。坏血病在历史上曾是严重威胁人类健康的一种疾病。过去几百年间曾在海员、探险家及军队中广为流行，特别是在远航海员中尤为严重，故有"水手的恐惧"和"海上凶神"之称。

（1）病症与表现　维生素 C 缺乏后数月，患者感倦怠、全身乏力，精神抑郁、虚弱、厌食、营养不良、面色苍白，牙龈肿胀、出血，并可因牙龈及齿槽坏死而致牙齿松动、脱落，骨关节肌肉疼痛，皮肤瘀点、瘀斑，毛囊过度角化、周围出血，髋关节外展，膝关节半屈，足外旋，呈蛙样姿势。

（2）预防与膳食建议　疾病、手术后、吸烟者、口服避孕药后、南北极地区工作者均应适当增加维生素 C 摄入量。

维生素 C 是水溶性维生素，稳定性差易被氧化，多存在于新鲜水果和蔬菜，不新鲜的果蔬中含量很低甚至消失。可常饮用强化果汁和强化饮料加以补充，以预防维生素 C 的缺乏。富含维生素 C 的果蔬有很多，水果如猕猴桃、柚子、橘子、柠檬、橙子、菠萝、草莓、葡萄、苹果以及樱桃等。蔬菜中辣椒（青、尖）、菜花、苦瓜、西蓝花（青菜花）、香菜、乌菜（塌棵菜）、藕、油菜、菠菜、大白菜、红苋菜、小白菜、空心菜、韭菜、小葱、番茄等维生素 C 含量也很高。

蔬菜中的维生素 C 极易在烹调过程中因水洗、加热而损失，因此，在日常生活中应改进烹调方法，减少维生素 C 因加工不当而损失。

5. 佝偻病及骨质疏松

佝偻病即维生素 D 缺乏性佝偻病，是由于婴幼儿、儿童、青少年体内维生素 D 不足，引起钙、磷代谢紊乱，产生的一种以骨骼病变为特征的全身、慢性、营养性疾病。

佝偻病主要的特征是生长着的长骨干骺端软骨板和骨组织钙化不全，维生素 D 不足使成熟骨钙化不全。这一疾病的高危人群是 2 岁以内（尤其是 3~18 个月）婴幼儿，可以通过摄入充足的维生素 D 预防。佝偻病可以在体检时发现，也可能首发表现为低钙惊厥、生长迟缓、萎靡、易激惹或者婴儿期易于发生呼吸道感染。

（1）病症与表现　当婴幼儿体内发生钙吸收障碍时，骨骼的矿化便不能正常进行，造成骨质过软，结构异常的佝偻病的发生。佝偻病以头部、胸部及四肢有较明显的骨骼变形为突出症状，可观察到肋骨串珠和鸡胸、长骨骺增大、出现"O"型或"X"型腿等。

若钙吸收障碍发生在成人体内，骨骼会因过度脱矿化而造成骨质疏松。这种现象多见于孕产妇、更年期妇女及老年人。骨质疏松的常见症状有骨痛、肌无力，可见脊柱弯曲、身材变矮、骨盆变形等症状，严重时会发生自发性或多发性骨折。

发病原因有多种：①围生期维生素 D 不足；②日照不足：由于城市生活中高大建筑阻挡日光照射；大气污染；寒冷的冬季日照短，紫外线较弱；没有充足时间的室外活动；或者室外活动时皮肤暴露少；不论是气候、季节、大气云量、纬度、肤色、皮肤暴露都可影响内源性维生素 D 的生成；③生长速度快：如低体重、早产、双胎、疾病等因素，婴儿恢复后，生长发育相对更快，需要维生素 D 多，但体内储存的维生素 D 不足，易发生佝偻病；④食物中补充维生素 D 不足：因天然食物中含维生素 D 少，纯母乳喂养，没有充足的户外活动，如不补充维生素 D，维生素 D 缺乏导致罹患佝偻病的风险增加；⑤疾病和药物影响：胃肠道或肝胆疾病影响维生素 D 吸收，如婴儿肝炎综合征、慢性腹泻等，肝、肾严重损害可致维生素 D 羟化障碍。长期服用抗惊厥药物可使体内维生素 D 不足，如苯妥英钠、苯巴比妥，可刺激肝细胞微粒体的氧化酶系统活性增加，使维生素 D 加速分解为无活性的代谢产物。糖皮质激素有对抗维生素 D 对钙的转运作用。

（2）预防与膳食建议　为预防佝偻病及骨质疏松的发生，除多食用富含维生素 D 的食物，如动物肝脏、鱼肝油、禽蛋等外，还可适当食用维生素 D 强化的食品。母乳中维生素 D 不足以维持婴幼儿生长需要，故以乳类为食的 6 个月以内婴儿，除母亲要增加维生素 D 的摄入外，婴儿尤应注意维生素 D 的补充。要注意多晒太阳，尽量鼓励儿童多作户外活动，以便有充分的紫外线照射，促进体内维生素 D 的自身合成，一般情况下，连续 1.5h 的紫外线照射（冬天很难做到），就能满足体内当日的维生素 D 需要量。

三、矿物质缺乏症

矿物质元素的缺乏一般是由于环境中各种元素的分布不均衡或者挑食、偏食等不良饮食习惯引起，也可能是由于食物中存在拮抗类物质导致矿物质吸收不完全。

1. 缺铁性贫血

当机体对铁的需求与供给失衡，导致体内贮存铁耗尽（ID），继之红细胞内铁缺乏（IDE），最终导致缺铁性贫血（IDA）。IDA 是铁缺乏症（包括 ID、IDE 和 IDA）的最终阶段，表现为缺铁引起的小细胞低色素性贫血及其他异常。IDA 是最常见的贫血，在发展中国家、经济不发达地区及婴幼儿、育龄妇女中发病率高。

（1）发病原因　①主要是身体需铁量增加而铁摄入不足，多见于婴幼儿、青少年、妊娠和哺乳期妇女。婴幼儿需铁量增加，若不补充蛋类、肉类等含铁量较高的辅食，易造成缺铁；青少年偏食易缺铁；女性月经增多、妊娠或哺乳，需铁量增加，若不补充高铁食物，易造成 IDA。②铁吸收障碍，常见于胃大部切除术后，胃酸分泌不足且食物快速进入空肠，绕过铁的主要吸收部位（十二指肠），使铁吸收减少。③多种原因造成的胃肠道功能紊乱，如长期不明原因腹泻、慢性肠炎、克隆病等均可因铁吸收障碍而发生 IDA。④铁丢失过多：慢性长期铁丢失而得不到纠正则造成 IDA。如慢性胃肠道失血（包括痔疮、胃十二指肠溃疡、食管裂孔疝、消化道息肉、胃肠道肿瘤、寄生虫感染、食管/胃底静脉曲张破裂等）、月经量过多（宫内放置节育环、子宫肌瘤及月经失调等妇科疾病）、咯血和肺泡出血（肺含铁血黄素沉着症、肺出血－肾炎综合征、肺结核、支气管扩张、肺癌等）、血红蛋白尿（阵发性睡眠性血红蛋白尿、冷抗体型自身免疫性溶血、心脏人工瓣膜、行军性血红蛋白尿等）及其他（遗传性出血性毛细血管扩张症、慢性肾功能衰竭行血液透析、多次献血等）。

（2）预防与膳食建议　膳食中的铁分为血红素铁和非血红素铁，血红素铁容易被人体吸收，主要存在于动物红肉、肝脏、血液中，非血红素铁多存在于植物性食物中，人体吸收效率较差。

血红素铁是与血红蛋白及肌红蛋白中的卟啉结合的铁，它以卟啉铁的形式直接被肠黏膜上皮细胞吸收。一般来自含动物蛋白质高的食物，如瘦肉、动物肝脏、动物血和鱼等。这些食物不仅含铁量高，而且在人体的吸收过程当中，可以不受其他食物影响（钙除外），直接经特异受体进入小肠黏膜细胞。

非血红素铁，指含于蛋白质或蛋白质复合体中血红素形态以外的铁离子，是作为区别于血红素而命名的。非血红素铁主要以 $Fe(OH)_3$ 络合物的形式存在于食物中，在小肠上的吸收受体也不同于血红素铁，必须先与其他有机部分分离，还原为亚铁离子（Fe^{2+}）才能被黏膜细胞吸收。其中与富含维生素 C、有机酸的食品，以及肉、鱼、海产品等同吃时，可促进非血红素铁吸收。

动物性食物（肝脏、全血、瘦肉）含铁丰富，且是易吸收的血红素铁，是人体补铁的首选；植物类食物（黑木耳、樱桃、海带、紫菜等），虽然补铁效果不如动物性食物，日常摄入也是有利的补充。通过膳食补充铁元素时，也要注意膳食之间的搭配，因为膳食搭配的不当，也会产生负面的影响因素，从而抑制非血红素铁的吸收，如谷物、蔬菜中含有较高的植酸，茶、咖啡、可可中含有较多的酚酸类物质，乳制品中较多的钙，都可明显抑制铁的吸收。一杯含 165mg 钙的乳，即可使铁的吸收率降低 50%，包括非血红素铁和血红素铁，因此，补铁前后 3h 内时不宜饮乳。

2. 碘缺乏病

机体因缺碘导致的一系列疾病，较为典型的有地方性甲状腺肿（多发于成人）和地方性克汀病（多发于胎儿和儿童），现在统称为碘缺乏病。当幼儿期碘摄入不足时，可导致智力低下，生长发育迟缓，出现呆小症、侏儒症等一系列病症，而正常人则会出现行动迟缓，怕冷，反应迟钝等症状。

（1）病症与表现 胎儿期缺碘会导致胎儿发育不良，流产、早产、死胎畸形，严重碘缺乏可导致智力及身体性发育障碍，即克汀病。成人期缺碘则会出现甲状腺肿，俗称"大脖子病"，严重时可压迫气管和食管，影响呼吸和吞咽。

（2）预防与膳食建议 食物当中含碘最高的为海产品，如海带、紫菜、蚶干、海苔、虾皮等，其中海带含碘量最高，干海带中达到 36240μg/100g；陆地食品则以蛋类含碘量较高，其中鹌鹑蛋为 37.6μg/100g，其次为肉类；含碘较高的水果依次为柿子、橘子、菠萝、香蕉等；在一些蔬菜中也含有较为丰富的碘元素，如芹菜、菠菜、小白菜、青椒等；很多五谷杂粮也含有一定的碘元素如大豆、芸豆、紫糯米、小米、小麦面粉、稻米等，搭配蔬菜、水果、海产品一同食用，则营养丰富更均衡。

中国营养学会《中国居民膳食营养素参考摄入量（2023 版）》推荐碘摄入量：1~12 岁儿童每天 90~110μg，12 岁以上儿童和成人每天 120μg 左右。孕妇和乳母每天适宜摄入量为 110~120μg。

（3）不宜补碘人群 高碘地区或高碘性甲状腺肿流行区，无需再补碘，以免造成高碘甲状腺肿。某些甲状腺疾病患者，如甲亢患者不宜补碘。长期生活在重度缺碘地区的人群，补碘不宜过高过快，否则患碘性甲亢或其他相关甲状腺疾病的风险增高。

第二节　营养过剩人群

营养过剩通常是由于营养素摄入量过多或由于疾病造成的营养素吸收转化障碍出现的症状，最典型的营养过剩病是肥胖症、糖尿病和高脂血症。

一、肥胖症

肥胖是能量过多引起的体重超标，当摄入热量过多没有及时消耗就会以脂肪的形式堆积在人的皮下、肠系膜等处导致人的体重过高。中国营养学会研究发现，体重过低或过高都会对健康产生明显的影响，目前有充足的证据表明，超重、肥胖可增加冠心病、2 型糖尿病、绝经后妇女乳腺癌、儿童高血压的发病风险。超重人群的冠心病发病率是体重正常人群的 1.26 倍，肥胖增加老年死亡风险，BMI 每增加 5kg/m² 冠心病的发病率可增加 27%；肥胖人群的发病率是体重正常人群的 1.69 倍。肥胖人群发生 2 型糖尿病的概率是健康正常体重人群的 4.03 倍，肥胖且伴有其他疾病的人群发生 2 型糖尿病的概率是健康正常人群的 8.93 倍。

1. 肥胖的判断指标

目前国际通用的判断肥胖的简易指标是腰围和身体质量指数。腰围的测量方法是被测人站立，双脚分开 25~30cm，平稳呼吸，用一条没有弹性、最小刻度为 1mm 的软尺放在腋中线胯骨上缘与第 12 肋下缘连线的中点，沿水平线绕腹部一周，紧贴皮肤但不压迫皮肤。男性大于等于 85cm，女性大于等于 80cm，可判断为中心性肥胖。

BMI 是国际上常用的衡量人体胖瘦程度以及是否健康的一个标准。BMI 以体重（千克）与身高的平方（米）比计算，中国成人正常的 BMI 应在 18.5~23.9kg/m²，如果小于 18.5kg/m² 为体重不足，如果大于等于 24kg/m² 为超重，大于等于 28kg/m² 为肥胖。

除少数为遗传性肥胖外，大多数人为继发性肥胖和单纯性肥胖。继发性肥胖主要指由于继发于某种疾病所引起的肥胖，一般均有明显的病因如甲状腺功能减退，垂体、下丘脑病变等，这类肥胖只要及时加以对症治疗可解除肥胖带来的危害。而 90% 左右的肥胖是单纯性肥胖，由于在饮食过程中所摄入的热量大大超过其本身所消耗的热量，使多余的脂肪及其他养料在体内积蓄起来形成脂肪细胞而导致肥胖。

肥胖是营养素不平衡的表现。能量摄入和消耗之间的不平衡可发生在任何年龄的人群。肥胖可导致儿童脂肪细胞数量增多，全身血黏度增高，血脂和血压增高，心血管功能异常，最重要的是带来心理发育和智力发育的问题。肥胖导致成人的脂肪细胞变大，蓄积增多引发全身器官功能的异常，如成人高血压、高血脂、糖尿病及心脑血管疾病。

2. 膳食建议

当前最有效的减肥方法仍然是控制饮食和增加体力活动。控制能量的摄入时，要做到营养平衡，合理安排蛋白质、脂肪和碳水化合物，保证无机盐和维生素的充足供应。蛋白质应占总能量的 15%~20%，完全采用素食不利于健康。

限制脂肪摄入量要控制烹调油的用量，每日用烹调油 10~20g，同时还要控制含油脂过多的食物的摄入量。应限制脂肪摄入，使脂肪占总能量的 20%~25%。碳水化合物的供给要适量，碳水化合物应限制在占总能量的 40%~55%，应以谷类食物为主要来源，每日应摄入 150~250g。应控制蔗糖、麦芽糖、果糖、蜜饯及甜点等的摄入量，尽量不吃这类食物。限制辛辣及刺激性食物及调味品（如辣椒、芥末、咖啡等），这类食物可以刺激胃酸分泌增加，容易增加饥饿感，提高食欲。此外，膳食中必须有足够量的新鲜蔬菜，尤其是绿叶蔬菜和水果。应注意烹调方法多采用蒸、煮、炖、拌、氽、卤等方法，避免油煎、油炸和爆炒等方法。养成良好的饮食习惯，一日三餐要定时定量，早餐一定要吃，晚餐一定要少。

二、糖尿病

糖尿病是一组以高血糖为特征的代谢性疾病。高血糖则是由于胰岛素分泌缺陷或其生物作用受损，或两者共同引起。长期高血糖会导致各种组织，特别是眼、肾、心脏、血管、神经的慢性损害、功能障碍。

进食过多，体力活动减少导致的肥胖是 2 型糖尿病最主要的环境因素，使具有 2 型糖尿病遗传易感性的个体容易发病。1 型糖尿病患者存在免疫系统异常，在某些病毒，如柯萨奇病毒、风疹病毒、腮腺病毒等感染后导致自身免疫反应，破坏胰岛素 β 细胞。

1. 症状原因

血糖升高，尿糖增多，可引发渗透性利尿，从而引起多尿的症状；血糖升高、大量水分丢失，血渗透压也会相应升高，高血渗可刺激下丘脑的口渴中枢，从而引起口渴、多饮的症状；由于胰岛素相对或绝对的缺乏，导致体内葡萄糖不能被利用，蛋白质和脂肪消耗增多，从而引起乏力、体重减轻；为了补偿损失的糖分，维持机体活动，需要多进食。"三多一少"是糖尿病最常见的临床表现，即为多饮、多食、多尿和体重减轻。

糖尿病病人的多饮、多尿症状与病情的严重程度呈正比。另外，值得注意的是，患者吃得越多，血糖就越高，尿中失糖也越多，饥饿感也就越厉害，最终导致了恶性循环。然而，目前临床上有相当一部分糖尿病病人，因为没有典型的"三多一少"症状而延误了病情。

2. 膳食原则

（1）合理供给总能量，保持理想体重　总热量的需要量要根据患者的年龄、性别、身高、体重、体力活动量、病情等综合因素来确定。首先要算出每个人的标准体重，可参照下述公式：

$$标准体重(kg) = 身高(cm) - 105 \qquad (8-1)$$

$$标准体重(kg) = [身高(cm) - 100] \times 0.9 \qquad (8-2)$$

女性的标准体重应再减去 2kg。也可根据年龄、性别、身高查表获得标准体重，算出标准体重后再依据每个人日常体力活动情况来估算出每千克标准体重热量需要量。

根据标准体重计算出每日所需要总热量后，还要根据病人的其他情况作相应调整。儿童、青春期、哺乳期、营养不良、消瘦以及有慢性消耗性疾病应酌情增加总热量。肥胖者要严格限制总热量和脂肪含量，给予低热量饮食，每天总热量不超过 1500kcal，一般以每月降低 0.5~1.0kg 为宜，待接近标准体重时，再按前述方法计算每天总热量。另外，年龄大者较年龄小者需要热量少，成年女子比男子所需热量要少一些。

（2）适当限制碳水化合物　碳水化合物每克产热 4kcal，是热量的主要来源，现认为碳水化合物应占饮食总热量的 55%~65%。根据我国人民生活习惯，可进主食（米或面）250~400g，可作如下初步估计：休息者每天主食 200~250g，轻度体力劳动者 250~300g，中度体力劳动者 300~400g，重体力劳动者 400g 以上。

（3）适量蛋白质　蛋白质每克产热量 4kcal。蛋白质占总热量的 12%~15%。蛋白质的需要量在成人每千克体重约 1g。在儿童，孕妇，哺乳期妇女，营养不良、消瘦、有消耗性疾病者宜增加至每千克体重 1.5~2.0g。糖尿病肾病者应减少蛋白质摄入量，每千克体重

0.8g，若已有肾功能不全，应摄入高质量蛋白质，摄入量应进一步减至每千克体重 0.6g。

（4）限制脂肪和胆固醇　脂肪的能量较高，每克产热量 9kcal，约占总热量 25%，一般不超过 30%，每日每千克体重 0.8~1g。动物脂肪主要含饱和脂肪酸，植物油中含不饱和脂肪酸多。糖尿病患者易患动脉粥样硬化，应以植物油为主，更有利于控制血总胆固醇及低密度脂蛋白胆固醇水平。

3. 膳食建议

（1）主食中选择部分粗杂粮　平稳餐后血糖可在选择主食时包括一些血糖生成指数（GI）较低的谷薯类杂粮，如在制作主食时可加入部分小米、黑米、荞麦、燕麦、薏米、赤豆、绿豆、玉米碴子等杂粮。另外，也可采用新鲜玉米、芋艿、马铃薯、山药等薯类替代部分主食。但是，粗杂粮增加胃肠道的消化负担，不宜过多添加，占主食的三分之一即可。

主食的主要成分是碳水化合物，是血糖生成的主要物质，少食有助于降低血糖。但是碳水化合物摄入不足时，作为主要能源物质缺乏使体内需动员脂肪和蛋白质分解供能，易引起酮血症。碳水化合物也是构成机体组织的重要成分，另外中枢神经系统几乎只能依靠碳水化合物供能。全天食物中的碳水化合物应不低于 130g。

（2）合理安排餐次　根据患者血糖控制情况，结合患者的生活习惯及工作特点，决定给予一日三餐，或一日 4~5 餐。对于采用口服降糖药、血糖控制平稳、生活作息规律的患者，建议一日三餐。对于血糖控制不佳、采用胰岛素治疗的患者，可在一日三餐的基础上，加餐 1~2 次。

（3）食物多样化避免单调　为平稳血糖，尽量固定饮食模式，每一餐主食的摄入量、蛋白质类食物的摄入量尽量相对固定。但是，为了保证维生素、矿物质微量元素以及膳食纤维的摄入，饮食应多样化。即使是同一种食物，在一天内出现两次，也要尽量选择不同的烹饪方法。

（4）选择健康零食进行加餐　糖尿病患者可选择新鲜的水果、坚果、牛乳、酸乳等营养丰富、便于携带的食物做零食。也可选择一些专门为糖尿病患者设计生产的带有营养标签的包装饼干等进行加餐。不要忘记零食所提供的热量要计入全天总热量。

三、高脂血症

高脂血症是一个总的名称，当血液中的胆固醇、甘油三酯、磷脂等血脂成分，一项或三项高于正常值，就称为高脂血症，也称作高血脂症。很多高脂血症患者都有体胖的特征，但并不是说患高脂血症的人都体胖，身体瘦的人也可能患有高脂血症。

1. 症状与病因

一般高脂血症的症状多表现为头晕、神疲乏力、失眠健忘、肢体麻木、胸闷、心悸等，还会与其他疾病的临床症状相混淆，有的患者血脂高但无症状，常在体检化验血液时发现高脂血症。另外，高脂血症常伴随着体重超重与肥胖。

长期血脂高，脂质在血管内皮沉积所引起的动脉粥样硬化，会引起冠心病和周围动脉疾病等，表现为心绞痛、心肌梗死、中风和间歇性跛行（肢体活动后疼痛）。少数高脂血症患者还可出现角膜弓和眼底改变。角膜弓又称老年环，若发生在 40 岁以下，则多伴有高脂血症，以家族性高胆固醇血症多见，但特异性不强。高脂血症眼底改变是由于富含甘油三酯的大颗粒脂蛋白沉积在眼底小动脉上引起光折射所致，常是严重的高甘油三酯血症并伴有乳糜微粒血症的特征表现。

引起高脂血症的最主要原因是饮食，长期摄入高胆固醇的食物，过量摄入碳水化合物以及蛋白质，都会引起高脂血症情况的出现，对于素食者，不注意自己的饮食调节也会患上高脂血症，因此要注意膳食搭配。此外，缺少体力活动和体育锻炼以及药物因素也可能引发高脂血症。

2. 膳食原则与建议

（1）适当的饮水　高脂血症患者的血液黏度是较高的，血流速度与健康人群相比是有所减慢的。多饮水不但有利于冲淡血液，缓解血液黏稠的程度，还有利于防止高脂血症的发生。

（2）改变烹饪方式　在烹调动物性食品时，尽量避免油炸、油煎，可选用凉拌、清炒、煮、炖、蒸等少油的烹调方式，烹饪时限量使用或不用动物油，少量使用植物油，对防止高脂血症的发生可起到关键作用。

（3）调整饮食结构　合理调整饮食结构，少油腻食品，清淡饮食最佳。建议少吃动物内脏、蛋黄和肥肉等，以免血液中的甘油三酯升高、血液黏稠度增加等加重病情。

（4）多吃一些有益的水果　苹果中的维生素 C 是心血管的保护神，心脏病患者的健康元素；香蕉含有可食性膳食纤维，可以清肠胃，治便秘，并有清热润肺，止烦渴、解酒毒等功效；橘子中丰富的营养成分有降血脂，抗动脉粥样硬化等作用，对于预防心血管疾病大有益处；山楂具有扩张血管，降低血压和胆固醇的效果，有很好的软化血管及利尿作用。

第三节　代谢紊乱人群

一、肠胃炎人群

1. 膳食原则

①细嚼慢咽，可以尽量减少胃部负担，发挥唾液消化与杀菌能力。②采用温和食谱，祛除对胃黏膜产生不良刺激的因素，创造胃黏膜修复的条件。食物要做得细、碎、软、烂，

烹调方式选择蒸、煮、炖、烩等。③少量多餐,规律饮食,每餐勿饱食,减轻胃部负担,增加每日餐次。④增加营养,多吃生物价高的蛋白质和含维生素丰富的食物,贫血病人多吃富含铁元素的动物内脏、瘦肉、蛋类、深色蔬菜水果。⑤选择适宜食物,浅表性胃炎胃酸分泌过多时,可多用牛乳、豆浆、烤面包或带碱的馒头以中和胃酸。禁食浓肉汤、煎炸食物,辣椒、洋葱、咖喱、胡椒粉、芥末等强烈的香料和咖啡等。萎缩性胃炎胃酸少时,可适当增加浓肉汤、鸡汤、带酸味的水果、果汁,以刺激胃液分泌,帮助消化。不宜餐餐食用稀饭,食谱中不能有引起胀气的含粗纤维较多的食物、豆类、生硬的蔬果。

2. 推荐膳食

早餐:小米金瓜粥(小米 30g、金瓜 30g),摊鸡蛋葱花饼(面粉 40g、鸡蛋 1 个),炒丝瓜(丝瓜 100g)。

加餐:草莓 200g,苏打饼干 20g。

午餐:发糕(面粉 60g),溜鱼片黄瓜片(鱼肉 100g、黄瓜 100g),油菜豆腐(油菜 100g、豆腐 50g、香菇少许),番茄蛋花汤一份。

加餐:豆浆 250mL,软蛋糕 30g。

晚餐:馒头(面粉 60g),肉末炒茄子(瘦猪肉 50g、茄子 150g),花生米拌菠菜(菠菜 100g、花生 15g)。

全日烹调油:20～25g。

二、腹泻

腹泻一般是指每天大便次数增加或排便次数频繁,粪便稀薄或含有黏液脓血,或者还含有不消化的食物及其他病理性内容物。腹泻常伴有排便急迫感、肛周不适、失禁等症状。腹泻常分为急性腹泻和慢性腹泻两种,急性腹泻一般多由细菌或病毒感染、饮食中毒、食物过敏等引起,可导致脱水、酸中毒和休克;慢性腹泻则是由于肠的功能性或器官性病变,或与全身性疾病有关,如慢性炎症性肠病(溃疡性结肠炎和克罗恩病)、肠结核、肠道乳酶缺乏及慢性胰腺炎等均可引起慢性腹泻。慢性腹泻一般不出现脱水、酸中毒等并发症,但可导致水、电解质平衡失调和营养缺乏。

1. 膳食原则

①尽量选择新鲜卫生的食物。②患者应养成进食平衡的膳食习惯,饮食要有规律,进食细嚼慢咽。③食物宜用精米、精面粉、鸡蛋、瘦猪肉、牛肉、猪肚、鱼虾等。禁食刺激性食品,忌食硬果类及高纤维的蔬菜、水果。④烹调以煮、烩、蒸、汆等为主,不用油炸或浓调味品。急性腹泻患者为了使肠道休息,水泻期应禁食,通过输液及时纠正水、电解质失衡。病情缓解后,逐步给予清流质,如米汤、藕粉等,半流,软食,普食。急性腹泻饮食应忌糖、牛乳。⑤慢性腹泻患者有营养支持的适应证时应及时应用肠内、肠外营养支

持。饮食应逐步采用清流食→流食→厚流→无渣半流→软食→普食。⑥腹泻患者禁食坚硬食物，如火腿、香肠、腌肉，以及刺激性食物如辣椒、酒、芥末、咖啡等。

2. 禁忌食物及膳食建议

腹泻病人在腹泻期间有些常见的食物需要适当减少食用，其中不乏一些高营养食物。

①乳制品：肠道发炎时，小肠黏膜细胞分泌乳糖酶的受到影响，人体对于乳糖的分解能力下降。乳制品中含有乳糖，此时食用乳制品时，就会导致无法分解的乳糖刺激肠道，出现腹胀、腹泻等乳糖不耐受的症状，加重腹泻患者脱水、腹泻的病情。不含乳糖的乳制品和酸乳可以进食，酸乳中的乳糖已经被乳酸菌利用，另外，乳酸菌还可以提供乳糖酶，在腹泻期间，可以用无乳糖牛乳和酸乳代替日常的乳制品。

②高脂肪食物：腹泻期间，由于脂肪消化受到障碍，食物通过过快，胰液和胆汁进入肠内受阻而致腹泻。日常饮食中常见脂肪含量较高的食物有动物内脏、肥肉等。市售的各种蛋糕、曲奇、派、油酥饼、油条等由于含糖和脂肪均较高，也不建议在腹泻期间食用。饱和脂肪含量较高的香肠、培根、火腿、干酪、烧烤等食物更应禁食，因为它们不但会给胃肠道带来负担，同时含有的亚硝酸胺类致癌物质和其他氧化产物对人体健康有一定的危害。为了补充蛋白质，保证人体营养需要，腹泻期间可以食用脂肪含量低的肉类，如鸡肉泥、鱼肉泥等。

③大豆类食物：大豆中含有的低聚糖和膳食纤维会促进肠道蠕动，增加胃肠胀气，加剧腹泻的不适症状。豆浆中含有少量的胰蛋白抑制剂、皂苷和植酸等成分，对消化吸收功能有抑制作用，皂苷对胃肠也有刺激作用，这些对正常机体影响不大，但是在肠道感染后，可能会对这些抗营养物质更敏感。大豆类食物经过加工后，抗营养物质会不同程度降低，因此腹泻期间，食用豆腐、豆腐脑等，并不受影响。

④高糖食物：很多含糖高食物在制作过程中加入了大量的蔗糖。蔗糖是一种双糖，经小肠消化分解成葡萄糖和果糖被人体吸收。在肠道代谢异样情况下，蔗糖的消化降解受到影响，大量不能被消化的蔗糖积聚在肠道，会造成肠道脱水，增加肠道内容物体积含水量，加剧腹泻。同时，蔗糖在大肠中也容易产气，因此腹泻期间不建议食用高糖食物，特别是冰淇淋等，不仅是含糖、脂肪高食物，其冷刺激更易加剧腹泻，应禁止食用。

⑤高膳食纤维食物：碳水化合物代谢可引起肠道内嗜酸性细菌增多，碳水化合物食物如红薯、马铃薯、黄豆、洋葱等摄入过多，超过肠功能负担时，便会导致腹泻。

三、高尿酸血症与痛风

这两类病症都与尿酸代谢异常有关。

高尿酸血症是由嘌呤代谢障碍引起的代谢性疾病，与痛风密切相关，并且是糖尿病、代谢综合征、血脂异常、慢性肾脏病和脑卒中等疾病发生的独立危险因素。其诊断标准为：

通常饮食状态下，2 次采集非同日的空腹血，以尿酸酶法测定血尿酸值，男性高于 420μmol/L 者或女性高于 360μmol/L 者。

痛风是一种由单钠尿酸盐沉积所致的晶体相关性关节病，与嘌呤代谢紊乱及/或尿酸排泄减少所致的高尿酸血症直接相关，属代谢性疾病范畴。常表现为急性发作性关节炎、痛风石形成、痛风石性慢性关节炎、尿酸盐肾病和尿酸性尿路结石等，重者可出现关节残疾和肾功能不全。痛重者可出现关节破坏、肾功能受损，也常伴发代谢综合征的其他表现，如腹型肥胖、血脂异常、2 型糖尿病及心血管疾病等。

高尿酸血症与痛风的膳食建议如下。

（1）应避免食用的食物　避免食用肝脏和肾脏等动物内脏、贝类、牡蛎和龙虾等带甲壳的海产品，以及浓肉汤和肉汁等。对于急性痛风发作、药物控制不佳或慢性痛风石性关节炎的患者，还应禁用含酒精饮料。

（2）应限制食用的食物　①高嘌呤含量的动物性食品，如牛肉、羊肉、猪肉等；②鱼类食品；③含较多果糖和蔗糖的食品；④各种含酒精饮料，尤其是啤酒和蒸馏酒（白酒），总体饮酒量男性不宜超过 2 个酒精单位/日，女性不宜超过 1 个酒精单位/日（1 个酒精单位约合 14g 纯酒精）。

（3）建议选择的食物　①脱脂或低脂乳类及其制品：每日 300mL；②蛋类：鸡蛋每日 1 个；③足量的新鲜蔬菜：每日应达到 500g 或更多；④鼓励摄入低 GI 的谷类食物；⑤充足饮水（包括茶和咖啡等），每日至少 2000mL。

第四节　易过敏人群

一、酒精过敏

酒精过敏其实是体内缺少乙醛脱氢酶导致的一种外在皮肤过敏反应。酒精过敏的两个必要条件是过敏体质和酒精，过敏者大多体内缺少乙醛脱氢酶。酒精，也就是乙醇，在体内转化成乙醛，因为体内缺少乙醛脱氢酶，不能再转化为乙酸排到体外，所以造成乙醛中毒，人就会表现出各种过敏症状。而酒量大的人，体内乙醛脱氢酶多，能够迅速将乙醛转化掉，故没有出现中毒症状，也就不会醉酒。酒精过敏者，大都是过敏体质。那么过敏体质一旦饮酒接触到酒精这一过敏原，就会出现各种过敏症状。

1. 症状与病因

迅发型，症状出现的时间较短而且较重，除了红肿和瘙痒外，还出现喉头水肿致呼吸困难的情况，如果抢救不及时可致死亡，临床上迅发型出现的情况较少。

迟发型的情况较多，一般表现为喝酒后全身发痒，全身或局部出现红疙瘩、红斑点，持续时间多为一到两天。

2. 预防与膳食建议

（1）不要空腹饮酒，因为空腹时酒精吸收快，而且空腹喝酒对胃肠道伤害大，容易引起胃出血、胃溃疡，最好的预防方法就是在喝酒之前，先行食用油质食物，如肥肉、蹄膀等，或饮用牛乳，利用食物中脂肪不易消化的特性来保护胃部，以防止酒精渗透胃壁。

（2）不要和碳酸饮料如可乐、汽水等一起喝，这类饮料中的成分能加快身体吸收酒精。

（3）喝酒的时候应该多吃绿叶蔬菜，其中的抗氧化剂和维生素可保护肝脏。还可以吃一些豆制品，其中的磷脂酰胆碱有保护肝脏的作用。酒后吃一些水果，或者喝一些果汁可以中和酒精。

（4）食饮结合。饮酒时，吃猪肝最好。猪肝不仅营养丰富，而且可提高机体对乙醇的解毒能力，常饮酒的人会造成体内 B 族维生素丢失，而猪肝 B 族维生素含量丰富，煮猪肝或炒猪肝是很理想的伴酒菜。

（5）吃药后绝对不要喝酒，特别是在服过安眠药、镇静剂、感冒药之后，更不能喝酒。

二、乳糖不耐受人群

乳糖不耐受是由于乳糖酶分泌少，不能完全消化分解母乳或牛乳中的乳糖所引起的非感染性腹泻，又称乳糖酶缺乏症。当乳糖酶活性下降过大或消失时，会导致乳糖不能被消化吸收，滞留于肠腔，并在小肠及结肠细菌的作用下发酵成乳酸、甲酸等小分子有机酸，增加了肠腔内容物的渗透压，促使肠壁水分反流入肠腔，出现水样腹泻，大便酸性增加。此外发酵产生的气体，在肠道内产生胀气和增加肠蠕动，使儿童表现不安，偶尔还可能诱发肠痉挛出现肠绞痛。

1. 症状与病因

乳糖酶缺乏可有三种类型：①先天性乳糖酶缺乏。这较为罕见，在婴儿出生后的最初几周变得明显。②原发性个体发育性乳糖酶缺乏。即乳糖酶的活性从哺乳期的高水平降至断乳后的低水平，且持续一生。③继发性乳糖酶缺乏。是因各种原因造成的小肠黏膜损伤，如感染、营养不良、细菌度繁殖、胃肠炎等而引起的暂时性乳糖酶缺乏。乳糖酶缺乏是广泛存在的世界性问题，不同国家乳糖不耐受发生的高峰年龄段不同，日本在 7~8 岁，非洲在 3~5 岁，我国对北京、上海、广州和哈尔滨 4 大城市 3~13 岁 1168 名健康儿童的调查提示乳糖酶缺乏的发生率较高，87%的儿童乳糖不耐受发生在 7~8 岁。

2. 膳食建议

婴儿饮食以母乳或牛乳为主，这两种乳品中的糖类主要是乳糖，因此需要减少或暂停，可用无乳糖乳粉或鲜牛乳代替。无乳糖鲜牛乳是在饮用鲜牛乳前加乳糖酶于乳中，将鲜乳中的乳糖先消化分解，然后饮用。

饮用豆乳。以黄豆为基础经特殊制造的配方乳称黄豆配方乳。黄豆配方乳因不含牛乳蛋白质，适用于牛乳过敏症者，但限于对黄豆蛋白质不过敏者。

第五节　特殊代谢情况人群

一、抑郁者

科学研究表明，常吃核桃和杏仁果等坚果类食物，能促进有"幸福荷尔蒙"之称的血清素分泌，一天吃 28.35g 的未去皮杏仁等坚果，可以提供较好的不饱和脂肪和抗氧化物质，还有助于缓解抑郁症、环境情绪不安或恐慌等，利于身心健康，所以食物能改善抑郁者的症状。

1. 可改善抑郁的营养素

（1）番茄红素　番茄红素能抗氧化，降低前列腺癌及心脏病发作的概率，而且还能改善人的抑郁情况。

（2）维生素　尤其是 B 族维生素，患有轻度或中度抑郁症的人群中有 3 成患者体内维生素 B_1、维生素 B_2、维生素 B_6、维生素 B_{12}、叶酸、烟酸、泛酸等不足。维生素 B_1 可以促进碳水化合物的代谢，缺乏维生素 B_1 影响糖分代谢，其头脑灵活度、思维敏捷程度均有下降，甚至会出现乏力、精神疲倦、焦虑、易激怒等情况。维生素 B_6 可以减轻经前综合征产生的抑郁，每天补充 100～300mg 可有较好的改善。缺少维生素 B_6 引起情绪频繁波动，而维生素 B_6 更是色氨酸代谢中的一种辅酶。抑郁患者在冬日阴暗日子里会感到焦虑、疲惫和忧郁，维生素 D 可帮助减轻季节性情感障碍（seasonal affective disorder，SAD）。

（3）矿物质　铁对于形成血红细胞及营养输送非常重要，缺铁会影响血红细胞的形成和影响中枢神经系统，久而久之便会让人容易感觉虚弱，情绪低落。

可以通过动物血块和肝脏（猪血、鸡血、鸭血、猪肝等）等食物来补铁，或者植物性蔬菜，如发菜、松蘑、木耳、珍珠白菇等来补充铁质的不足。钙、镁本身就有一定的镇静神经作用，它们可以降低忧郁程度和改善睡眠，能够帮助机体保持冷静，使神经细胞运行良好。牛乳、石螺、芝麻酱、海带、紫菜等都是较好的钙来源。

（4）氨基酸　苯丙氨酸、色氨酸是人体内的重要必需氨基酸，分别是去甲肾上腺素、五羟色胺的前体，它们都是调节情绪的神经递质，苯丙氨酸能改善多数抑郁患者的情绪。优质的蛋白质就是其最佳的来源，可通过食用牛乳、瘦肉（猪肉、牛肉）、大豆制品（黄豆、黑豆）等进行补充。

（5）不饱和脂肪酸　不饱和脂肪酸可以有效地改善抑郁的症状。一项研究让多名孕妇每天服用 3~4g 的 ω-3 脂肪酸，其降低抑郁的效果远比服用安慰剂显著许多。临床试验也发现 ω-3 脂肪酸可使病人忧郁症状大幅降低。鱼肉中含有较多的不饱和脂肪酸，尤其是 ω-3 脂肪酸，所以可通过它们进行补充。

（6）碳水化合物　维持机体较高水平的血糖是调节心情，改善抑郁症状的最有效方式。因此常规食物中的香蕉、鳄梨、猕猴桃、车厘子、蓝莓、西瓜、菠萝、红枣、凤梨等，全谷类粮食如荞麦、燕麦、全麦面包等碳水化合物，都具安定神经，放松情绪的功效。

适宜的食物可点亮心情，但是不适宜的食物或是过量摄入食物也能使心情变得晦暗。

2. 抑郁者的膳食建议

营养层面的改善可以辅助配合其他手段治疗，当使用一些抗抑郁药物的时候，也会降低身体中营养素的含量，因此配合营养治疗，能起到相得益彰的效果。以下是抑郁症患者一天的营养建议食谱。

早餐：芝麻酱涂抹全麦面包，牛乳燕麦，芝麻油煎蛋；

加餐：香蕉，榛子；

中餐：毛血旺（猪血、豆腐皮、豆芽），牛肉烧豆腐，清炒圆白菜，红豆米饭；

晚餐：水果沙拉（酸乳、香蕉、莴笋叶、生菜、番茄、甜杏仁），牡蛎蒸蛋，荞麦面条，青菜，柠檬汁。

二、病毒感染者

感染病毒特别是各种流感等冠状病毒患者一般食欲较差，免疫力差，常并发一些基础性疾病。

1. 膳食原则

（1）保证蛋白质的摄入量　每天达到不少于 70g，特别是保证优质蛋白质的摄入，如肉、蛋、鱼、豆和乳类食品的摄入（如 1 个鸡蛋、1 杯乳、100~200g 畜禽肉和鱼、适量的豆类食品），保证优质蛋白质达到 50% 以上。

（2）保证新鲜蔬菜和水果的摄入　蔬菜每天不少于 300~500g，特别注意摄入一半的深色蔬菜，水果每天不少于 250g，每天食物品种不少于 15 种。

（3）增强免疫保健食品的摄入　可适当补充矿物质和维生素的复合片，注意益生菌食品（如酸乳、益生菌剂粉等）和益生素食品（菊粉、低聚果糖、膳食纤维等）的摄入，保障肠道健康，增强免疫力。另外，可适当摄入增强免疫力的保健食品。

（4）规律生活　保证充足的睡眠，睡眠时间不少于 7h，不熬夜。在家也要天天运动，保持健康体重。食不过量，不暴饮暴食，控制总能量摄入，保持能量平衡。减少久坐时间，每小时起来动一动。

2. 膳食建议

（1）能量要充足。每天摄入谷薯类食物 250~400g，包括大米、面粉、杂粮等；保证充足蛋白质，主要摄入优质蛋白质类食物（每天 150~200g），如瘦肉、鱼、虾、蛋、大豆等，尽量保证每天一个鸡蛋，300g 的乳及乳制品（酸乳能提供肠道益生菌，可多选）；通过多种烹调植物油增加必需脂肪酸的摄入，特别是单不饱和脂肪酸的植物油，总脂肪供能比达到膳食总能量的 25%~30%。

（2）多吃新鲜蔬菜和水果，蔬菜每天 500g 以上，水果每天 200~350g，多选深色蔬果。

（3）保证充足饮水量。每天饮水 1500~2000mL，多次少量，主要饮白开水或淡茶水。饭前饭后菜汤、鱼汤、鸡汤等也是不错选择。

（4）坚决杜绝食用野生动物，少吃辛辣刺激性食物。食欲较差进食不足者、老年人及慢性病患者，可以通过营养强化食品、特殊医学用途配方食品或营养素补充剂适量补充蛋白质以及 B 族维生素和维生素 A、维生素 C、维生素 D 等微量营养素。

（5）保证充足的睡眠和适量身体活动，身体活动时间不少于 30min。适当增加日照时间。

三、素食者

基于人们宗教、环保或健康的理念，越来越多的人开始和倡导素食。素食是一种饮食习惯，也是一种饮食文化。基于信仰或文化而采用素食者应给予尊重，不建议婴幼儿、儿童、孕妇时期选择全素膳食，不主张减肥者长年采用素食。

我们把实践素食的人称为素食者（vegetarian）。素食者是指以不食肉、家禽、海鲜等动物性食物为饮食方式的人群。按照所戒食物种类不同可以分为：

全素或严格素食者，即完全戒食动物性食物及其产品，甚至蛋、乳类、干酪和蜂蜜也不食用。

蛋乳素食者，即不戒食蛋乳类及其相关产品。

部分肉食者，不食用某些肉类，如不食用牛、羊、猪等哺乳动物的红肉，不是传统的素食主义，而是介于半素食主义之间。

自由素食者，他们主要以素食为主，偶尔会食用肉类。

1. 不科学素食的危害

（1）增大患癌风险　素食中的蛋白质质量较低，易过量进食，长期吃素难免会加重胃的负担。动物实验证明，高蛋白质食物能减少胃中亚硝胺致癌物的合成。长期不科学吃素的人，蛋白质摄入不足，会导致胃癌风险增加，而胃癌也因此被称为"穷癌"。有研究发现，全素食者不吃鱼肉，导致 DHA 和 EPA 缺乏，也是增加患癌风险的一个因素。DHA 俗称脑黄金，是对人体非常重要的多不饱和脂肪酸；EPA 又称二十碳五烯酸，是人体常用的几种 ω-3 脂肪酸之一。长期缺乏 DHA 和 EPA 会导致红细胞膜脂肪酸改变，从而增加大肠癌、直肠癌、乳癌等的发病率。

（2）造成营养不均衡　最典型的是缺乏优质蛋白质、铁和维生素 B_{12} 等营养素。植物中只有豆类含有优质蛋白质，如果素食者豆类摄入不够，就很容易缺乏优质蛋白质。植物性食品中虽然也有富含铁元素的食材，但蔬菜中铁的吸收率远低于肉类，大多数蔬菜的铁吸收率只有 1%，而肉类中铁的吸收率则高达 20%，甚至 30%。所以长期只吃素食，很容易引起缺铁，导致缺铁性贫血。此外，由于维生素 B_{12} 几乎只存在于动物性食品中，其主要生理功能是参与制造骨髓红细胞，防止恶性贫血，防止大脑神经受到破坏。所以素食者很容易缺乏此维生素，从而可能引起月经不调、食欲下降、记忆力减退、恶性贫血等多种病症。

（3）增加心血管疾病风险　众所周知，胆固醇过高容易导致心血管疾病。但美国有研究发现，与胆固醇正常者相比，胆固醇高于 6.24mmol/L 的人患冠心病的概率增加 90%，而胆固醇低于 4.15mmol/L 的人患冠心病的风险也会增加 55%。长期不科学吃素导致胆固醇含量过低，同样会增加患心血管疾病的风险。不仅如此，过低的胆固醇还会使血管变脆，更容易出现脑出血。

（4）可能患上脂肪肝　曾有媒体报道，武汉某个社区卫生服务中心对 30 名僧人进行体检，结果发现，将近一半的人患有脂肪肝。这是因为他们通常膳食结构不合理，如摄入过多的碳水化合物在体内转化为脂肪，堆积在身体各部位，包括肝脏。此外，不科学地只吃素食还会使运送甘油三酯、磷脂、脂肪酸的脂蛋白合成减少，导致甘油三酯积存在体内，形成脂肪肝。

（5）增加抑郁症发病率　5-羟色胺是一种能让人产生愉悦情绪的吲哚衍生物，广泛存在于哺乳动物组织中，特别在大脑皮层质及神经突触内含量很高。5-羟色胺水平较低的人群更容易发生抑郁、酗酒、自杀、攻击及暴力行为，抗抑郁药（如盐酸氟西汀）就是通过提高脑内 5-羟色胺水平而起作用的。不科学吃素会降低胆固醇含量，当血浆中胆固醇含量降低时，脑内 5-羟色胺（血清素）的合成量就会减少。

（6）老人易患肌肉衰减症　肌肉衰减症是与增龄相关的进行性骨骼肌量减少、伴有肌肉力量和（或）肌肉功能减退的综合征。要避免这一症状的发生，就必须要注重运动和营养治疗。中老年人如果长期不科学吃素，很容易造成蛋白质、脂肪酸、维生素 D 等摄入不足，导致肌肉力量和质量明显下降，而荤素搭配的中老年人骨骼肌质量则显著高于完全素食者。

2. 健康素食的膳食建议

（1）食物多样化　保持食物多样化是素食者的基本原则，每天摄入的食物种类至少在 12 种以上，而每周不少于 25 种，例如，谷物、大豆、坚果、菌菇类、绿叶蔬菜、水果等，这样才能较好达到能量和各类营养素的需要。

膳食应以谷类为主，特别是全谷物要占到一半左右（120～200g），全谷物是保留了完整谷粒结构的食物，如玉米、燕麦、糙米、小米、荞麦等；谷类可提供碳水化合物、B族维生素、矿物质和膳食纤维等。合理搭配膳食，避免因缺少动物性食物而引起蛋白质、维生素 B_{12}、ω-3 多不饱和脂肪酸、铁、锌等营养素缺乏的风险。

（2）豆类摄入充足　豆类不仅含有丰富的优质蛋白质，还有大量的钙、B族维生素、维生素 A 和维生素 D。素食主义者应适当多吃豆类及其制品，如豆腐、腐竹、豆芽、豆乳等，以避免营养不良，保证正常的生命活动。建议每天摄入 50~80g 大豆或等量的豆制品，发酵豆制品（如豆腐乳、豆豉、豆瓣酱等）中含有一定量的维生素 B_{12}。

（3）常吃坚果、海藻和菌菇　总量在 25~40g。坚果中富含蛋白质、不饱和脂肪酸、维生素 E、B族维生素、钙、铁等。坚果中含有硒元素，素食者每天可以吃一小把无盐混合坚果，以保证硒元素的摄入，保障机体免疫系统正常运转。

（4）新鲜蔬菜水果和菌菇类含有丰富的维生素和矿物质，可作为素食者维生素（尤其维生素 B_{12}）和矿物质（如铁、锌）的重要来源。海洋藻类可以提供 DHA、EPA 和 DPA，另外，藻类中含较多的 20 碳和 22 碳 ω-3 多不饱和脂肪酸。

（5）水果蔬菜要摄入充足、合理选择烹调油　蔬菜和水果量与其他人群一致，特别是深色叶菜要占 2/3，注意果汁不能代替鲜果，水果榨成汁后，水果中的抗氧化物质和膳食纤维等就会流失；食用各种植物油，满足必需脂肪酸的需要，ω-亚麻酸在亚麻籽油和紫苏油含量最为丰富，是素食者膳食 ω-3 多不饱和脂肪酸的主要来源，因此应多选择亚麻籽油和紫苏油。推荐素食者使用大豆油和（或）菜籽油烹饪，用亚麻籽油和（或）紫苏油拌凉菜。表 8-1 列出了两类素食者的膳食建议。

表 8-1　素食者指南建议的食物结构组成

全素人群		蛋乳素人群	
食物名称	摄入量/（g/d）	食物名称	摄入量/（g/d）
谷类	250~400	谷类	225~350
其中：全谷物	120~200	其中：全谷物	100~150
薯类	50~125	薯类	50~125
蔬菜	300~500	蔬菜	300~500
其中：菌藻类蔬菜	5~10	其中：菌藻类蔬菜	5~10
水果	200~350	水果	200~350
豆及其制品	50~80	大豆及其制品	25~60
发酵豆制品	5~10	—	—
坚果	20~30	坚果	15~25
食用油	20~30	食用油	20~30

续表

全素人群		蛋乳素人群	
食物名称	摄入量/（g/d）	食物名称	摄入量/（g/d）
—	—	乳	300
—	—	蛋	40~50
食盐	5	食盐	5

资料来源：《中国居民膳食指南（2022）》。

四、脑卒中患者

脑卒中是一种急性脑血管疾病，是由于脑部血管突然破裂或因血管阻塞导致血液不能流入大脑而引起脑组织损伤的一组疾病，分为缺血性和出血性卒中，包括脑出血、脑血栓形成、脑栓塞、脑血管痉挛等。缺血性卒中的发病率高于出血性卒中，占脑卒中总数的60%~70%。颈内动脉和椎动脉闭塞和狭窄可引起缺血性脑卒中，年龄多在40岁以上，男性较女性多，严重者可引起死亡。出血性卒中的死亡率较高。脑卒中具有发病率高、死亡率高和致残率高的特点。对于此病一直缺乏有效的治疗手段，目前认为预防是最好的措施，其中高血压是导致脑卒中的重要可控危险因素。

1. 膳食原则

（1）平衡膳食　选择多种食物，达到营养合理，以保证充足的营养和适宜的体重（$18.5kg/m^2 \leqslant BMI < 24.0kg/m^2$）。每日推荐摄入谷薯类，蔬菜、水果类，肉、禽、鱼、乳、蛋类，豆类，油脂类共五大类食品。做到主食粗细搭配。

（2）个体化膳食　针对脑卒中的不同人群，进行相应的医学营养治疗，满足其在特定时期的营养需求。对于年轻的脑卒中患者，养成良好的饮食习惯，减轻高血脂、高血压、高血糖症状。对于老年脑卒中患者，提供适宜的能量和营养素并考虑其心理社会因素。

（3）烹调方法　多用蒸、煮、炖、拌、汆、水溜、煨、烩等少盐少油烹调方式，使食物易于消化和吸收。

（4）食物质量与性状的改变　针对吞咽障碍的患者将固体食物改成泥状或糊状。固体食物经过机械处理使其柔软，质地更趋于一致，不容易松散，从而降低吞咽难度。脑卒中后大部分吞咽障碍患者最容易误吸的是稀液体，将稀液内加入增稠剂以增加黏度，可减少误吸，增加摄入量。注意在结构改变的食物中强化可能丢失了的营养成分，尽量使食物能引起患者食欲。

2. 膳食建议

（1）谷类和薯类　保证粮谷类和薯类食物的摄入量在200~300g。优选低糖高膳食纤维的种类，如莜麦、荞麦、玉米面、小米、燕麦、麦麸、糙米等。

（2）动物性食品　建议每日禽肉类食物的摄入量在 50~75g。优选低脂肪高优质蛋白质的种类，如鸽肉、火鸡腿、鸡胸肉、牛里脊、猪里脊等。

建议每日鱼虾类食物的摄入量在 75~100g。优选低脂肪高优质蛋白质的种类，且含丰富多不饱和脂肪酸的食物，如海参、鲢鱼、青鱼、鲤鱼、带鱼、鳗鱼、鳕鱼等。

（3）豆类及其制品　建议每天摄入 30~50g 大豆或相当量的豆制品。优选绿豆、黑豆、红小豆、黄豆、豆浆、豆腐、豆汁等。

（4）蔬菜和水果　脑血管疾病患者每日蔬菜摄入量为 500g 以上，以新鲜绿叶类蔬菜为主，如菠菜、油菜、空心菜、生菜、莴笋叶等。每日水果摄入量为 150g 左右，可优选西瓜、橙子、柚子、柠檬、桃子、杏、猕猴桃、枇杷、菠萝、草莓、樱桃、火龙果等。

（5）脂肪和脂肪酸类食品　坚果含丰富的蛋白质、脂肪、维生素、矿物质，建议每周可摄入 50g 左右，优选开心果、大杏仁、白瓜子、核桃等。油脂选择以植物油为主，不宜吃含油脂过高及油炸类食物，如肥肉、动物油等。

（6）限制饮酒　康复后如要饮酒，推荐女性一天饮用酒的酒精量不超过 15g，男性一天饮用酒的酒精量不超过 25g。

五、高血压患者

高血压是指以体循环动脉血压（收缩压和/或舒张压）增高为主要特征（收缩压≥140mmHg，舒张压≥90mmHg），可伴有心、脑、肾等器官的功能或器质性损害的临床综合征。高血压是最常见的慢性病，也是心脑血管病最主要的危险因素。正常人的血压随内外环境变化在一定范围内波动。

在整体人群中，血压水平随年龄逐渐升高，以收缩压更为明显，但 50 岁后舒张压呈现下降趋势，脉压也随之加大。临床上高血压可分为原发性高血压和继发性高血压两类，原发性高血压是一种以血压升高为主要临床表现而病因尚未明确的独立疾病，占所有高血压患者的 90% 以上。继发性高血压又称为症状性高血压，在这类疾病中病因明确，高血压仅是该种疾病的临床表现之一，血压可暂时性或持久性升高。

1. 膳食原则

患者每天的进食量要适当，以保持适宜的体重（BMI = 18.5~23.9kg/m²）。每日食盐摄入量不超过 5g，推荐低盐膳食和高钾膳食，适当增加钙和镁的摄入量，戒酒，每天摄入充足的膳食纤维和维生素。在食物的选择上，遵循食物多样化及平衡膳食的原则，尽量减少摄入富含油脂和精制糖的食物，限量食用烹调油。在饮食习惯上，进食应有规律，不宜进食过饱，也不宜漏餐。

2. 膳食建议

（1）谷类和薯类 增加全谷类和薯类食品的摄入，粗细搭配。视体力活动的不同，每日谷类薯类的摄入量不同，轻、中度体力活动的高血压患者，推荐每日摄入谷类 150～400g，其中 1/3～1/2 为粗粮和杂粮。少食或不食用加入钠盐的谷类制品，如面包、方便面、挂面等。

（2）动物性食品 选择鱼虾、禽肉、蛋和瘦肉类食品，每日摄入鱼虾类约 25～50g，禽肉 25～50g，蛋类 25～50g，畜肉类 25～50g。少食或不食用高钠盐、高脂肪、高胆固醇的动物性食品。选择脱脂或低脂牛乳、酸乳，每日建议摄入乳类 200～300g。

（3）豆制品 每日适量食用豆制品，如豆腐、豆浆、豆腐脑、豆腐干、豆腐丝等。每日建议摄入豆腐干 50g，不宜食用豆豉、腐乳、臭豆腐、咸豆汁等。

（4）果蔬 每日蔬菜摄入量为 500g，至少 3 个品种，最好 5 个品种以上且每日摄入的蔬菜中要有深色蔬菜、叶类蔬菜等；推荐食用富钾蔬菜，例如，菠菜、芥蓝、莴笋叶、空心菜、苋菜等；水果摄入量至少 200g，每天至少 1 个品种，最好 2 个品种以上。

（5）脂肪类 优先选择富含单不饱和脂肪酸的橄榄油、菜籽油和茶籽油，以及多不饱和脂肪酸的大豆油、玉米油和花生油等。尽量不食用动物油、椰子油和棕榈油。推荐交替使用不同种类的植物油，每天烹调用油控制在 20～30g。少食用或不食用油炸和富含油脂的食品，以及含反式脂肪酸的食品，如蛋糕、点心、人造黄油。可适量食用坚果，每周 50g 左右，食用坚果时应注意控制摄入的总能量，合并肥胖和超重者应注意防止摄入过多的脂肪，以免增加体重或减重失败。

（6）不宜饮用含糖饮料和碳酸饮料，可适量饮用白开水、茶水（红茶和绿茶）、矿泉水、低糖或无糖的水果汁和蔬菜汁，保证摄入充足的水分。

（7）特别注意要少食用或不食用特别辛辣和刺激性食物，也不推荐饮用浓茶和浓咖啡。

📝 思考题

1. 请阐述肥胖人群的膳食管理应遵循哪些原则。
2. 请给流感发病期间的人们提供膳食建议。
3. 请简要说明高血压患者的膳食原则。

⬡ 知识拓展

营养治疗与慢性疾病防控

对于人群中那些起病慢，周期长的疾病，一般很难彻底治愈，多数随着患病时间延长或年龄增长逐渐加重。因此，慢性病患者更需要通过营养的治疗与调理，来获得强大的抵抗力，延缓脏器衰老，维持相对正常的脏器功能，以增加抵御疾病的筹码。

为了及时监控和管理中国居民的慢性病与营养，建立慢性病与营养监测信息管理制度，完善慢性病与营养监测体系，国家卫生计生委于2014年组织制定了《中国居民慢性病与营养监测工作方案（试行）》，旨在通过对现有慢性病及其危险因素监测、营养与健康状况监测进行整合及扩展，建立适合我国国情的慢性病及危险因素和营养监测系统。

长期、连续、系统地收集、掌握我国居民营养状况，主要慢性病患病及相关影响因素的现况和变化趋势，建立慢性病与营养相关数据共享平台与机制，实现数据深入分析与综合利用，可为政府制订和调整慢性病防控、营养改善及相关政策，评价防控工作效果提供科学依据。

参考文献

［1］ 中国营养学会．中国居民膳食营养素参考摄入量（2023 版）［M］．北京：人民卫生出版社，2023.

［2］ 中国营养学会．中国居民膳食指南（2022）［M］．北京：人民卫生出版社，2022.

［3］ 罗登宏，周桃英．食品营养学［M］．北京：中国农业大学出版社，2009.

［4］ 蔡美芹．特殊人群营养学［M］．北京：科学出版社，2020.

［5］ 蔡美芹．公共营养学［M］．北京：中国中医药出版社，2019.

［6］ 黄万琪．临床营养学［M］．北京：高等教育出版社，2007.

［7］ 张爱珍．临床营养学［M］．3 版．北京：人民卫生出版社，2014.

［8］ 孙长颢．营养与食品卫生学［M］．8 版．北京：人民卫生出版社，2018.

［9］ 李新．社区疾病与预防［M］．北京：人民卫生出版社，2016.

［10］ 杨月欣．中国食物成分表［M］．2 版．北京：北京大学医学出版社，2009.